SENCILLO Y NATURAL
potenciar la energía

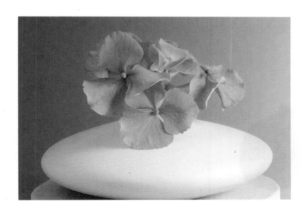

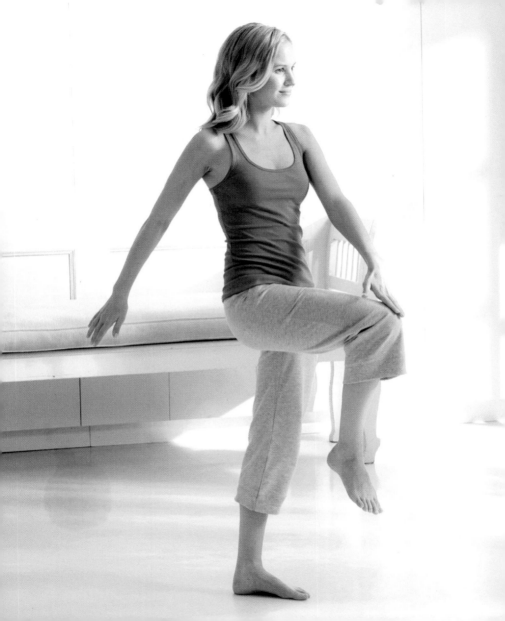

ejercicios de 5 minutos para

cualquier persona

cualquier momento

cualquier lugar

SENCILLO Y NATURAL

potenciar la energía

BLUME

Janet Wright

BLUME

Título original:
Quick & Easy Energy Boosters

Traducción:
Olga Usoz Chaparro

Revisión técnica de la edición en lengua española:
Juan Antonio Sáez Rodríguez
Licenciado en Educación Física (INEF-Cataluña)
Director del Polideportivo Municipal de Hernani (Guipúzcoa)
Quiromasajista

Coordinación de la edición en lengua española:
Cristina Rodríguez Fischer

Primera edición en lengua española 2010

© 2010 Naturart, S.A. Editado por Blume
Av. Mare de Déu de Lorda, 20
08034 Barcelona
Tel. 93 205 40 00 Fax 93 205 14 41
E-mail: info@blume.net
© 2009 Duncan Baird Publishers Ltd, Londres
© 2009 del texto Janet Wright

I.S.B.N.: 978-84-8076-869-6

Impreso en China

Nota del editor: la información contenida en este libro no pretende ser
un sustituto de ningún tipo de tratamiento ni asesoramiento médico
profesional. Si está embarazada, está tomando medicamentos o sigue algún
tipo de tratamiento por motivos de salud, le recomendamos que consulte
a su médico antes de seguir cualquiera de las prácticas que se describen
en este libro. Ni los editores de este libro ni ninguna de las personas que
han colaborado en él se hacen responsables de los posibles daños y
perjuicios que pueda causar la práctica de los ejercicios y/o las técnicas
terapéuticas contenidas en este libro.

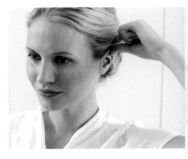

Dedicado a Cora y Richard Kemball–
Cook, maravillosos anfitriones cuya
generosidad los ha convertido en algo
más que amigos. Gracias por todo
vuestro apoyo, que permite que el
tiempo y el espacio de las personas
se vea estimulado por el ambiente de
tranquilidad que os rodea.

Gracias a todas aquellas personas que
me han enseñado las técnicas utilizadas
en este libro y, en especial, a Cora, quien
me ha motivado por ser una prueba
fehaciente de la eficacia del yoga.

Me gustaría también expresar mi
agradecimiento a David Hall.

contenido

introducción

En realidad, no existe magia ni misterio alguno en torno al nivel de energía que siente. Básicamente, su organismo genera energía mediante la metabolización de los alimentos, de ahí la importancia de la dieta a la hora de obtener los mejores resultados. Sin embargo, para que tenga lugar el proceso de combustión interno, su organismo requiere un catalizador, y dicho catalizador es el oxígeno. La circulación sanguínea y la respiración son de vital importancia para maximizar el aporte de oxígeno a sus tejidos corporales a fin de producir energía, al mismo tiempo que unos músculos libres de tensión y un cuerpo que se mueva con facilidad y sin esfuerzo utilizarán el oxígeno de una forma más eficaz, liberarán la energía atrapada y, por lo general, le ayudarán a sentirse más optimista. Por otro lado, si puede hacer uso de las endorfinas que el cerebro libera al realizar los ejercicios, experimentará un mayor vigor al sentirse más positivo.

conceptos de energía

La perspectiva psicológica de la energía corporal constituye sólo una forma de ver las cosas, sin embargo, en países orientales, desde China y Japón al Tíbet y la India, el cuerpo físico se encuentra respaldado por un cuerpo energético o «sutil». Este cuerpo sutil está compuesto de un sistema de canales de energía, en ocasiones denominados *meridianos*, a través de los cuales fluyen la energía y la fuerza vital. Esta energía se conoce como *chi* en China, *ki* en Japón y *prana* en la India. En China y Japón, toda la energía reside en el *hara* del cuerpo o «mar de vitalidad». En todos los sistemas de creencias orientales, un bloqueo, o ralentización del flujo de energía, tiene como resultado una salud precaria. Para combatir este problema, las prácticas orientales proporcionan miles de formas para aumentar el flujo de energía a través del organismo o para eliminar aquello que lo obstruye. Por ejemplo, la práctica japonesa del *shiatsu* tiene como objetivo mantener libre el flujo de la energía mediante la presión de puntos claves del cuerpo; la práctica china de *chi gung* controla el flujo de la energía mediante la coordinación de la respiración y el movimiento, y en la práctica hindú del yoga, los ejercicios posturales y el control de la respiración liberan y optimizan el flujo de energía del cuerpo sutil. Para conocer más sobre estas y otras técnicas, entre las que se incluyen las prácticas occidentales, *véanse* págs. 10-15.

los principales bloqueadores de la energía

Existen distintos factores relacionados con el estilo de vida que debilitan la energía física y que bloquean el flujo de la energía sutil. En cualquier caso, los resultados son cansancio, sensación de aletargamiento y una salud precaria.

- **Estrés.** Nada agota más la energía que el estrés: provoca tensión muscular, lo que en contrapartida restringe la circulación del organismo, reduciendo la cantidad de oxígeno disponible para que el metabolismo actúe de manera eficaz. El esfuerzo para moverse utilizando músculos cansados y tensos mina también la energía, aunque, obviamente, el estrés no es sólo una dolen-

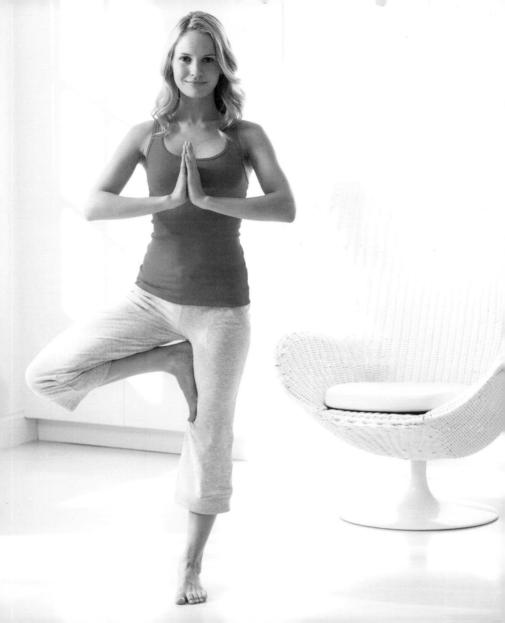

cia física. El estrés mental consume la energía de su organismo en cantidades industriales. Entre tanto, la energía útil se aleja de las actividades saludables, como son metabolizar el alimento o expulsar toxinas; en realidad está relacionado con todos los patrones de pensamiento que se asocian a la ansiedad y al miedo. Su organismo se prepara para afrontar el estrés de una forma defensiva, desviando energía a los músculos para permitir una reacción de «lucha o huida». Cuando el organismo lleva a cabo este proceso de manera repetida, como es el caso de períodos prolongados de estrés, si no se esfuerza activamente en poner fin al proceso, puede sentirse aletargado e incluso enfermo. Muchas de las técnicas antiestrés que se presentan en este libro (*véanse*, por ejemplo, las practicadas en el cuarto de baño, págs. 48-49) tienen como objetivo restaurar un estado de profunda calma, eliminar la ansiedad y hacer que se sienta más ligero y vigoroso. Otras técnicas, como las asociadas al aumento de la vitalidad (*véanse* págs. 92 y 93), que derivan del *shiatsu*, están pensadas para actuar directamente en el flujo de la energía a través de su cuerpo sutil a fin de reestablecer el equilibrio.

• **Patrones de sueño deficientes.** Muchos de nosotros cada vez dormimos menos, lo que proporciona al cuerpo menos tiempo para recuperarse y reponerse. Todos los ejercicios que se presentan en este libro le ayudarán a dormir mejor.

• **Una nutrición deficiente.** Nuestra dieta es fundamental para nuestros niveles de energía. Una dieta con un alto contenido en alimentos procesados agotará su energía, mientras que una dieta rica en frutas y verduras frescas, en pan y cereales integrales y en alimentos con un alto contenido en proteínas, como la carne de ave, el pescado y el tofu, aumentará su energía. No obstante, ingerir los alimentos adecuados no servirá de nada si su digestión es deficiente, por lo que requerirá un ejercicio para recuperar el equilibrio a la hora del almuerzo (*véanse* págs. 28 y 29 que le ayudará a ralentizar y digerir los nutrientes esenciales.

- **Falta de ejercicio.** En ocasiones se ha de invertir energía para sentirse fortalecido. La práctica regular de ejercicio acelera su metabolismo, mejora su resistencia (al reducir el riesgo de lesión y aportar una mayor fuerza física), además de mantener altos sus niveles de energía diarios. Muchos de los ejercicios que se presentan en este libro aumentarán su vigor mediante el movimiento.

prácticas que potencian la energía

Es necesario un pequeño esfuerzo para mejorar nuestros niveles de energía, pero éste no ha de ser necesariamente una tarea difícil ni que requiera mucho tiempo. En este libro se incluyen docenas de «milagros de cinco minutos» que le permitirán aumentar su energía de una forma rápida y saludable cuando más lo necesite. Todos los ejercicios de este libro se han basado en técnicas vigorizantes populares, procedentes tanto de Oriente como de Occidente, e incluso de la combinación de ambas culturas.

- **Ejercicio aeróbico.** Sencillo y eficaz. Todo ejercicio que acelere los latidos de su corazón y que le obligue a realizar un pequeño esfuerzo se denomina *aeróbico* y estimulará la producción de endorfinas de su organismo, mejorará su circulación y aumentará su resistencia. Caminar con paso enérgico, nadar, correr y bailar constituyen una buena forma de ejercicio aeróbico, aunque deberá tener en cuenta una cosa: no se esfuerce hasta el punto de quedarse sin respiración, pues deberá ser siempre capaz de hablar.

- **Control de la respiración.** Regular su respiración no sólo aumenta la cantidad de oxígeno que se utiliza de forma eficaz, sino que ofrece una solución inmediata frente al estrés (*véase* pág. 9). Los ejercicios destinados a eliminar el estrés de las páginas 102 y 103 resultan ideales para solucionar este problema.

- ***Chi gung y tai chi.*** Literalmente significa «trabajar con la energía». El *chi gung*, que proviene de las artes marciales chinas, coordina la respiración y el movimiento para liberar la energía bloqueada en los meridianos y armonizar la mente y el cuerpo a fin de lograr un bienestar global. El arte marcial del *tai chi* ha demostrado potenciar la circulación, regular la respiración y reducir el estrés, tres funciones que le ayudarán a potenciar sus niveles de energía.

- **Meditación y visualización.** Casi todas las prácticas orientales incluyen alguna forma de meditación o visualización. Para la creencia oriental, resulta vital

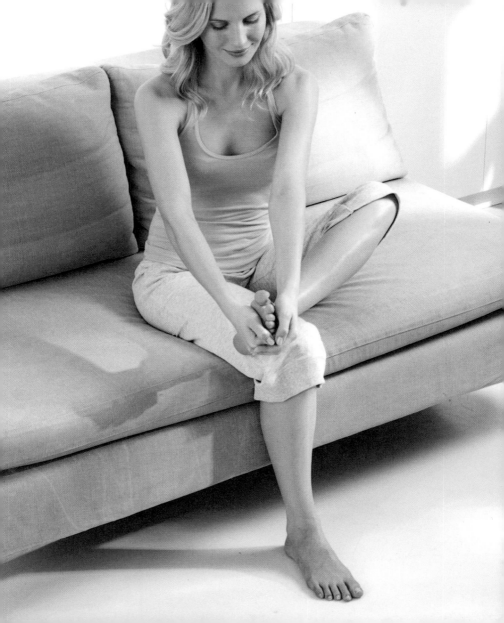

la idea de que el cuerpo y la mente están vinculados de manera intrínseca y que la vitalidad de uno de ellos afectará a la del otro. Aprender a meditar y practicar la meditación todos los días aprovechará la energía mental y ayudará a eliminar el bloqueo psicológico que no le permite disfrutar de una vida plena. Aprender a descifrar su mente mediante la meditación y la visualización (*véanse* para refrescar la mente, págs. 90-91) frenará cualquier proceso mental desenfrenado, logrando que se sienta más feliz y con un mayor control sobre su vida. Con una buena actitud mental y unas sensaciones positivas, sus niveles de energía mejorarán.

- **Yoga.** El uso de posturas para liberar energía y mejorar la fuerza y la resistencia se conoce con el nombre de *hatha yoga* y se originó en la India hace muchos siglos. Algunas prácticas del yoga aumentan la calma mediante una postura (*véanse* ejercicios para recuperar el equilibrio a la hora del almuerzo, págs. 28-29), mientras que otras intensifican el movimiento a través de una secuencia de posturas (*véanse* posturas para abrir el pecho, págs. 112-113). El objetivo ha de ser siempre coordinar la respiración y el movimiento y practicar las posturas de una forma tranquila y controlada.

- **Shiatsu.** Esta forma de masaje japonés estimula los puntos de energía (puntos de digitopuntura) del cuerpo presionando con los dedos, lo que equilibra el flujo de energía a fin de mejorar el bienestar. Su práctica es sencilla y altamente eficaz. Muchos de los ejercicios de este libro provienen del *shiatsu*, y algunos se combinan con la reflexología (*véase* a continuación) para maximizar los beneficios.

- **Reflexología.** Desarrollada en el siglo xx en EE. UU. (aunque se cree que sus orígenes se remontan miles de años atrás), la reflexología (conocida también como *terapia zonal*) es una práctica que hace uso de determinados puntos de presión de los pies o de las manos que se corresponden con determinadas partes del cuerpo. Estos puntos se estimulan para solucionar todos los desequilibrios de energía en la parte del cuerpo que corresponda. Se incluyen ejercicios de reflexología que actúan sobre la glándula pineal (responsable de los patrones de sueño y vigilia del organismo), así como puntos que mejoran la actividad cerebral y el funcionamiento de los órganos internos que regulan la energía del cuerpo.

- **Masaje.** Toda forma de masaje mejorará la circulación en el organismo, y en el libro se incluyen varias técnicas. Cepillar el cuerpo estimula el flujo de la linfa por el organismo, lo que favorece el sistema inmunodefensor y la eliminación de toxinas. La hidroterapia, que utiliza agua caliente (*véase* hora de la ducha, págs. 24-25), reduce la tensión muscular y levanta el espíritu. El masaje ayurvédico estimula las energías curativas del organismo a fin de aumentar la vitalidad.

Aunque todos los ejercicios del libro pueden ofrecer resultados inmediatos a nivel individual, se recomienda revisar las secuencias que aparecen en las pági-

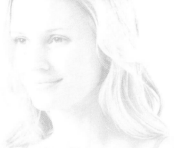

nas 124 y 125. Las sesiones más prolongadas que combinan diferentes técnicas tendrán beneficios más duraderos. Las técnicas de movimiento como el yoga, el *tai chi* y el *chi gung*, serán más fructíferas si las realiza diariamente en casa y asiste una o dos veces por semana a clases con un profesor cualificado. Todas las prácticas de este libro han sido diseñadas por organismos profesionales.

otras formas de potenciar su energía

Resulta de vital importancia acompañar sus esfuerzos mentales y físicos de algunos sencillos cambios en su estilo de vida. Por ejemplo, localice las zonas de su hogar que estén abarrotadas y dedique un día a despejarlas: ordenar su espacio exterior es tan importante como ordenar su espacio interior. Simplifique su vida al máximo. Si tiene hijos, dedique algo de tiempo a pasarlo bien con ellos. Divertirse es una de las actividades más estimulantes de todas. Haga que le traigan la compra a casa, domicilie sus facturas, realice un pedido a la semana de comida saludable para llevar. Existen multitud de formas de mantener su energía y, cuando se combinen, los efectos positivos sobre sus ganas de vivir serán sorprendentes.

contraindicaciones

Aunque los ejercicios de este libro son adecuados para la mayoría de las personas, independientemente de su edad, no realice un esfuerzo que vaya más allá
de sus límites. Consulte con su médico antes de embarcarse en cualquier ejercicio nuevo. Si sufre dolores, detenga el ejercicio de inmediato y visite a su médico
en caso de que el dolor persista. Respire con naturalidad; existe sólo un ejercicio
que requiere que aguante la respiración durante un breve período (*véase* de-
saparición de la ansiedad págs. 100-101) pero evítelo si tiene la tensión alta.

Por último, si se siente cansado sin motivo aparente, visite a su médico.
El aletargamiento crónico puede ser un síntoma de distintas enfermedades, que
pueden ser tratadas con éxito si se diagnostican a tiempo. No ignore nunca las
señales que le envía su organismo.

cómo utilizar este libro

Los capítulos que se incluyen en este libro han sido diseñados para armonizar
su energía siempre que le sea necesario. En el capítulo primero, los ejercicios se
centran en un momento del día en particular, por ejemplo, un impulso para la
mañana, un ejercicio que reponga su energía a media tarde y ejercicios tranqui-
lizantes que garanticen que su sueño sea lo más apacible posible. El capítulo se-
gundo le demuestra que cualquier lugar es adecuado para potenciar su energía
y que es recomendable practicar los ejercicios al aire libre. Numerosos estudios

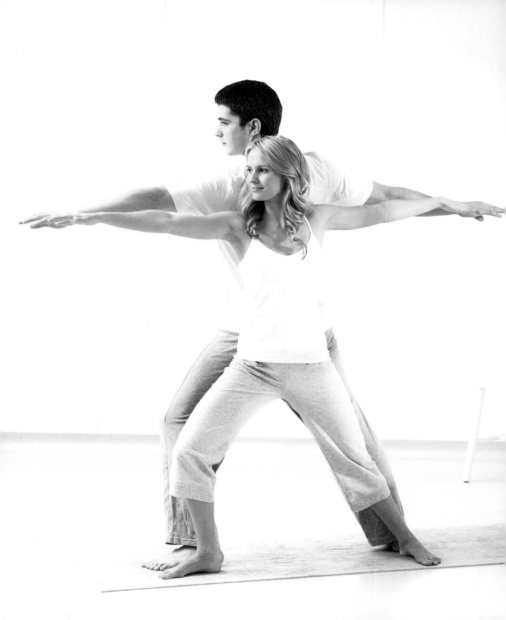

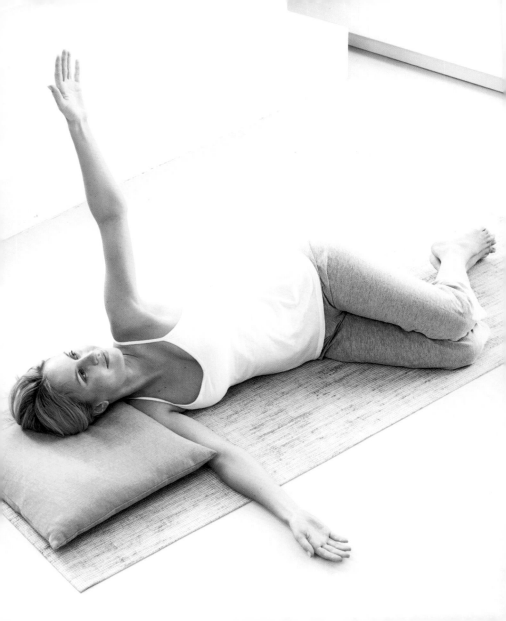

han demostrado que las personas se sienten mejor cuando pueden pasar algo de tiempo en zonas con vegetación y sentirse más cerca de la naturaleza. Los capítulos tercero y cuarto están dedicados a potenciar la energía física y mental mediante técnicas personalizadas; mientras que el capítulo quinto proporciona ideas para practicar en pareja. El libro concluye con varias secuencias que combinan los ejercicios del resto del libro y que resultan ideales para una práctica más prolongada.

Cuando está lleno de energía, su piel resplandece y se siente en la cima del mundo. Incluso aquellas tareas que una vez le parecieron de enorme envergadura le parecen de repente sencillas y divertidas. Es mi deseo que este libro le muestre cómo potenciar su energía física y mental de forma que fluya a todos los aspectos de su vida, proporcionándole la vitalidad necesaria para disfrutar de una vida plena.

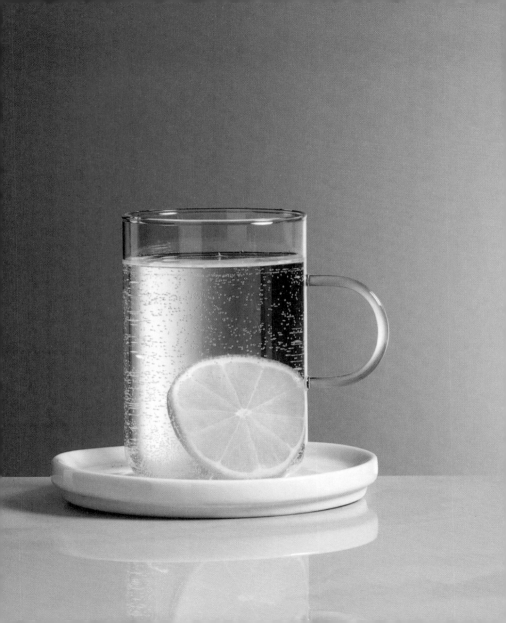

a cualquier hora

Ya sea lo primero que haga al levantarse para afrontar el día, para recuperarse

del decaimiento a media tarde, para aumentar el poder de su mente antes de

una reunión o para tonificarse antes de salir por la noche, cinco minutos es

cuanto necesita para aumentar su nivel de energía o para relajarse y tranqui-

lizarse a fin de disfrutar de un sueño apacible.

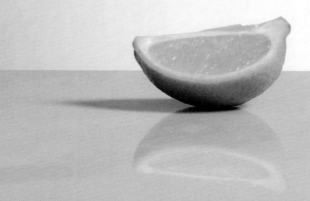

estiramientos
por la mañana
activador

comience el día con estiramientos y aproveche su energía

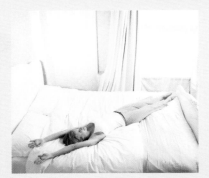 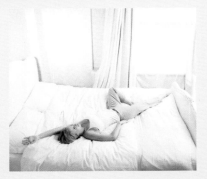

1 Levantarse de la cama nada más despertarse le permite hacer uso de la energía de la mañana. Túmbese boca arriba con los ojos cerrados mientras pasa lentamente al estado de vigilia y levante lentamente los brazos por encima de la cabeza, inspire y estírese desde la punta de los dedos de las manos hasta los dedos de los pies.

2 Espire y relájese. Inspire y extienda la mano derecha y el pie derecho, alejándolos entre sí, y espire a medida que se relaje. Continúe respirando al ritmo de sus movimientos mientras extiende el brazo izquierdo y la pierna izquierda. A continuación, extienda el brazo izquierdo y la pierna derecha; luego el brazo derecho y la pierna izquierda. Respire con normalidad.

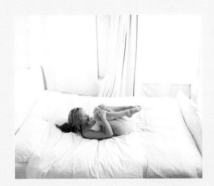 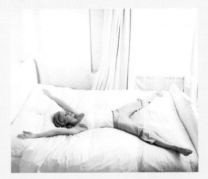

3 Una vez que haya realizado estiramientos con los brazos y las piernas, y con ambos lados, levante las rodillas hacia el pecho, agárreselas con fuerza y forme una bola con su cuerpo, dirigiendo la frente hacia las rodillas. Sienta el suave estiramiento de los músculos de su espalda, sin ejercer presión alguna sobre la parte inferior de la columna.

4 Mientras inspira, estire con fuerza las puntas de los dedos de las manos y de los pies, con los brazos y las piernas separados, formando un aspa. Vuelva a levantar las rodillas hacia el pecho y, una vez más, estírese formando un aspa. Comenzar el día con este conjunto de estiramientos rítmicos le permitirá desperezarse suavemente sin sentirse sobresaltado.

1 Una ducha al levantarse es una forma placentera de despejar su mente para afrontar el día. No se duche a toda prisa; al contrario, aproveche al máximo el potencial estimulante a modo de hidroterapia. Antes de enjabonarse, sea consciente del momento y disfrute de la sensación del agua corriente cayendo por su cuerpo.

2 A medida que se quite el jabón, levante el brazo derecho y observe cómo desciende el agua por él. Haga lo mismo con el brazo izquierdo. Las cualidades refrescantes de una ducha van más allá de lo puramente físico: el tacto y el sonido del agua le levantarán el espíritu y aumentarán la sensación de vitalidad, eliminando su somnolencia.

3 Si le es posible, extraiga la alcachofa de la ducha de su soporte y dirija el flujo del agua por encima de su rostro y cuerpo, visualizando cómo se elimina la falta de energía. Deje que el agua caiga por su espalda, sus caderas y sus piernas. Reduzca la temperatura y, a continuación, alterne entre agua fría y caliente.

4 Por último, reduzca la temperatura y deje que el agua fría fluya por su rostro y cuello. Si se siente capaz, continúe reduciendo la temperatura de forma que el agua esté completamente fría durante los últimos minutos. Notará que sale de la ducha cargado de vitalidad. Termine secándose enérgicamente con una toalla.

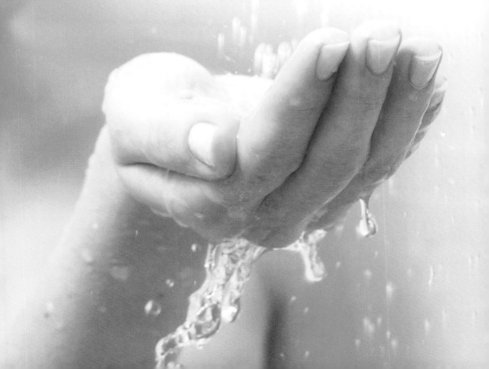

hora de
la ducha
refrescante

elimine la sensación de somnolencia
mediante hidroterapia

1 Colóquese de pie a los pies de la escalera. Suba el pie izquierdo al primer escalón y coloque el derecho junto a él, manteniendo ambos talones en contacto con el suelo. En caso necesario, puede reposar la mano en la pared, pero no se incline hacia ella, dado que el peso de su cuerpo deberá recaer sobre sus pies.

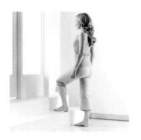

2 Baje el pie izquierdo y luego el derecho. Repita el proceso, empezando por la derecha: levante el pie derecho, levante el pie izquierdo, baje el pie derecho y baje el pie izquierdo. Repita esta secuencia un mínimo de doce veces, asegurándose de bajar el pie completamente cada vez, y no sólo subiendo y bajando los dedos de los pies.

3 Colocado en el primer escalón, asegúrese de que su espalda mantiene una posición neutra (ni bajada ni arqueada) y comprima con fuerza los músculos del abdomen para que sirvan de soporte a la columna. Apoyado en la pared, échese hacia atrás de forma que sólo queden sobre el escalón los dedos de los pies y la parte anterior de las plantas.

4 (*derecha*) Baje los talones y manténgalos estirados durante 10 segundos. Junte los talones y repita el estiramiento de las pantorrillas con los dedos de los pies orientados hacia los lados y, a continuación, junte los dedos de los pies y realice el mismo ejercicio una vez más con los talones separados. Lleve a cabo cada estiramiento entre tres y seis veces.

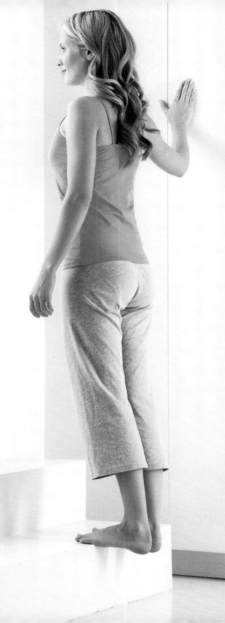

activación

a media
mañana

estimulante

utilice la pausa de la mañana
para activar su circulación

1 Diríjase a un lugar tranquilo. Con el peso sobre la pierna derecha, levante el talón izquierdo al mismo tiempo que inspira. Adelante suavemente el pie izquierdo y póngalo en el suelo al mismo tiempo que espira, dejando que el peso de su cuerpo recaiga sobre la pierna izquierda. Continúe respirando a un ritmo normal, dando un paso con cada respiración.

2 Cuando haya llegado a un lugar en el que pueda estar tranquilo, permanezca de pie con los pies juntos y los brazos a los costados. Continúe respirando con un ritmo constante y pausado. Balancéese ligeramente sobre sus pies hasta que sienta que el peso de su cuerpo se centra entre los dedos de los pies y los talones, y entre el lado derecho e izquierdo.

3 (*derecha*) Deje que el peso recaiga sobre el pie izquierdo y levante del suelo el talón derecho. Gire la parte anterior de la planta del pie derecho de forma que se oponga al tobillo izquierdo. Gire hacia fuera la rodilla derecha. Levante el pie derecho en posición contraria a la pantorrilla izquierda y coloque las manos enfrente del pecho con las palmas juntas, en posición de oración.

4 Para que le sea más fácil aguantar el equilibrio, céntrese en algún objeto estático que esté cerca de usted. Respire a un ritmo constante y mantenga la postura durante cinco respiraciones. Si empieza a temblar, baje el pie derecho y permanezca de pie con los dedos de los pies en el suelo y con la planta derecha en posición contraria a su tobillo izquierdo. Repita el proceso en el otro lado.

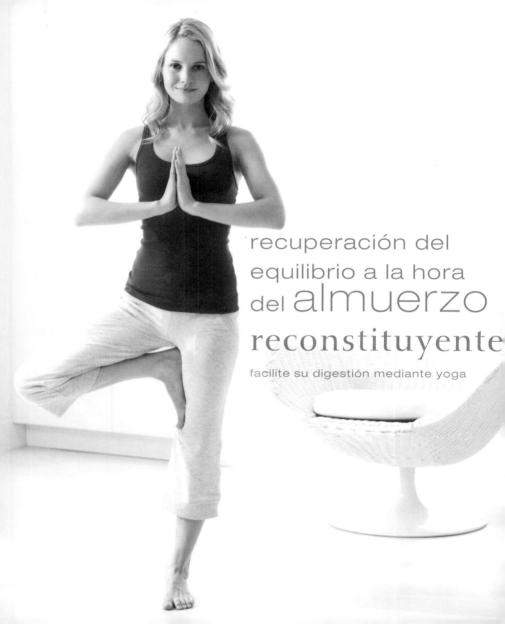

recuperación del
equilibrio a la hora
del almuerzo
reconstituyente

facilite su digestión mediante yoga

estimulación por la tarde
tonificante
recupérese del bajón a la hora de la merienda

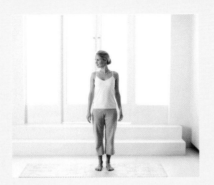 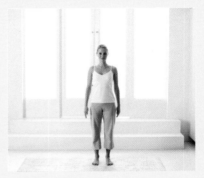

1 Póngase de pie. Mediante pequeños movimientos, inclínese ligeramente hacia delante sobre los dedos de los pies y vuelva hacia atrás, apoyándose en los talones. Observe la sensación de las plantas contra el suelo. Incline el peso hacia los lados izquierdo y derecho de los pies y vuelva a la posición central. Gire la cabeza para mirar de un lado al otro y, a continuación, arriba y abajo.

2 Haga que su cabeza repose en posición central. Deje que los hombros se relajen, soltando los brazos a los lados. Permanezca de pie con las piernas rectas y firmes, contrayendo los músculos de los muslos como si levantara las rótulas. Mantenga los pies inmóviles en el suelo y continúe con esta postura durante diez respiraciones profundas y a un ritmo constante.

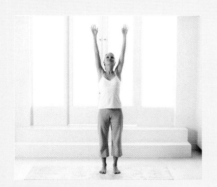

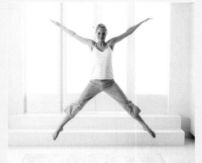

3 Levante los brazos por encima de la cabeza e incline el tronco hacia atrás, mirando hacia arriba. Mantenga la cabeza recta y el cuello estirado. Para evitar dañarse la región lumbar, contraiga los músculos del abdomen. No permita que la pelvis se incline hacia delante, ni curve la espalda. Mantenga las piernas firmes y rectas mientras levanta los brazos.

4 Inspire al tiempo que se estira hacia arriba, espire y baje los brazos lateralmente. Durante la siguiente inspiración, dé un salto con las piernas y los brazos separados y caiga con las rodillas dobladas, bajando los talones y los dedos de los pies. Repita el ejercicio tres veces, sintiendo cómo fluye la energía a través de su cuerpo y hasta las puntas de los dedos.

ESTIMULACIÓN POR LA TARDE

1 Justo antes de acostarse, busque un lugar tranquilo en el que sentarse. Para obtener los mejores resultados, siéntese con la espalda recta y apoyada sobre un respaldo (una silla de comedor es la opción ideal) y con las plantas de los pies apoyadas sobre el suelo. Sienta cómo la respiración se ralentiza de forma natural y libere su mente de los pensamientos que deambulan por su cabeza.

2 (*derecha*) Cierre los ojos y apoye un pulgar en la sien. Con cualquier otro dedo explore ligeramente la zona que se encuentra entre sus cejas y la parte superior, hasta que encuentre un hueco natural, y masajéelo suavemente durante un minuto para aplacar los pensamientos que le quitan el sueño.

3 Apoye un tobillo en su regazo y cúbralo con la otra mano ahuecada, de forma que toque los pequeños huesos que sobresalen en la parte interior y exterior del talón. Justo bajo el hueso del interior del talón se encuentra un punto de digitopuntura cuya presión puede ayudarle a conciliar el sueño.

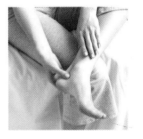

4 Justo detrás del hueso de la parte exterior del talón, encontrará otro punto relajante de digitopuntura. Ambos puntos pueden favorecer un sueño reparador, incluso para aquellos que padecen insomnio. Presione suavemente con el dedo pulgar y masajee toda la zona mediante pequeños movimientos circulares. Repita el proceso en el otro pie.

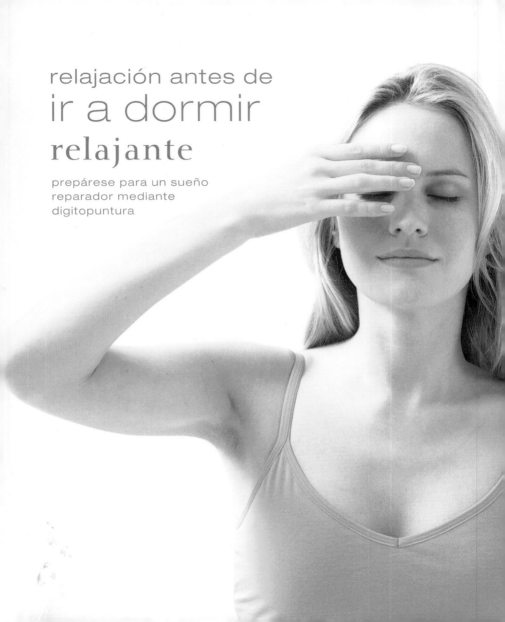

relajación antes de
ir a dormir
relajante

prepárese para un sueño
reparador mediante
digitopuntura

ejercicios para el fin de semana reequilibrantes

recupérese del agotamiento de la semana de trabajo mediante *chi gung*

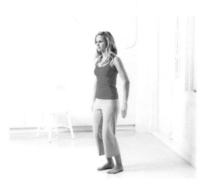

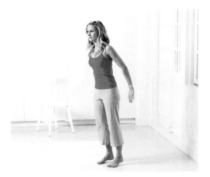

1 Colóquese de pie con los pies separados a una distancia similar a la anchura de las caderas y con las rodillas ligeramente flexionadas. Póngase recto, pero sin curvar la espalda: deje que la columna encuentre su posición natural, como si colgara de una cuerda atada a la parte superior de su cabeza. Relaje los hombros y ponga las palmas de las manos hacia atrás.

2 Levante los talones del suelo y deje que el peso recaiga sobre la parte anterior de las plantas de los pies, deténgase durante un momento hasta alcanzar el equilibrio en esta posición y presione con las manos hacia atrás, como si intentara separarse de una pared. Su peso se desplazará hacia delante, y tendrá que encontrar el equilibrio. Continúe respirando con normalidad.

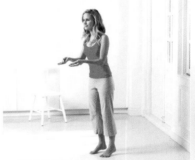

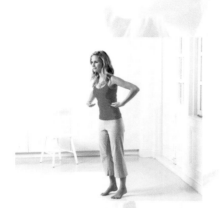

3 Todavía ligeramente inclinado hacia delante, y dejando que el peso recaiga sobre la parte anterior de las plantas de los pies, dirija los brazos hacia los lados. Con los brazos curvados y las manos ahuecadas, levántelas a los lados de su cuerpo hasta llegar a las axilas, como si se estuviera quitando una prenda. Imagínese recogiendo el agotamiento acumulado durante la semana.

4 Eche las manos hacia delante, con las palmas hacia arriba y con los pulgares apoyados por debajo de la articulación del dedo meñique. Lance las manos hacia delante y deshágase del agotamiento que ha recogido en ellas. Vuelva a apoyar los talones en el suelo y descanse, relajando las rodillas y con las palmas mirando hacia delante y ligeramente ahuecadas.

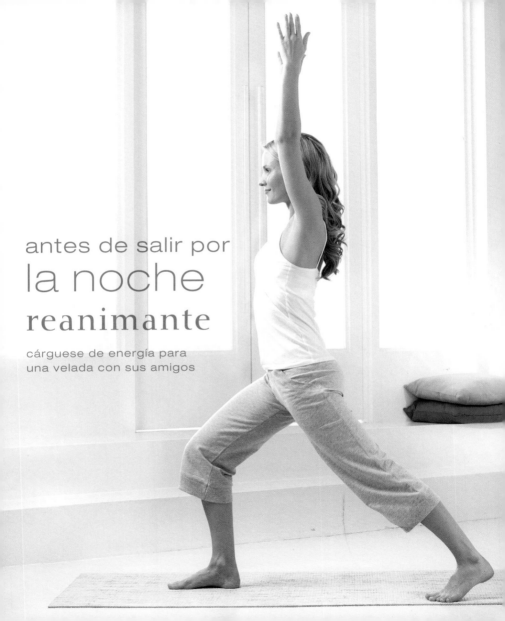

antes de salir por
la noche
reanimante

cárguese de energía para
una velada con sus amigos

1

Póngase de pie con los pies separados a una distancia equivalente a la anchura de sus caderas, y con los brazos a los costados. Asegúrese de mantener la columna recta, la barbilla ligeramente bajada y la parte trasera del cuello estirada. Meta el cóccix ligeramente hacia abajo, con las rodillas relajadas y no rígidas. A lo largo de este ejercicio, contraiga los músculos pélvicos, intentando no curvar la espalda.

2

(*izquierda*) Inspire y dé una zancada con la pierna derecha, levantando el talón izquierdo del suelo. Flexione la rodilla derecha, manteniendo la espalda recta y, si es necesario, flexione también la pierna izquierda. La rodilla derecha no deberá estar más adelantada que los dedos del pie derecho. Levante los brazos por encima de la cabeza, con las manos una enfrente de la otra.

3

Cuando espire, levante con fuerza el pie derecho y vuelva a la posición original, bajando los brazos al mismo tiempo. Durante la siguiente inspiración, repita el ejercicio, dando un paso hacia delante con el pie izquierdo. Si la espalda se le curva, dé una zancada más corta. Vuelva a la posición inicial al espirar.

4

Inspire y retroceda con el pie derecho, manteniendo el talón levantado del suelo, flexionando la rodilla izquierda y levantando los brazos por encima de la cabeza. Cuando espire, levante el pie derecho y vuelva a la posición inicial. Repita el ejercicio, dando un paso hacia atrás con el pie izquierdo, y repita la secuencia completa entre seis y diez veces.

domingo por la mañana
revitalizante

utilice *shiatsu* y reflexología en las manos si dispone
de un espacio limitado

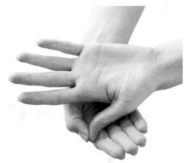

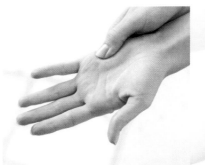

1 Al igual que los pies, las manos tienen su propio conjunto de puntos de reflexología, que están en conexión con todo el cuerpo. Si se siente fatigado, especialmente por agotamiento mental, sujétese con la mano derecha el pulgar izquierdo. Presiónelo y masajee la yema del dedo (detrás de la uña del pulgar) con el pulgar derecho. Esta zona está conectada con el cerebro.

2 Sujetándose la mano izquierda con la derecha, realice un masaje por toda la palma con el pulgar derecho. Masajee un punto situado a una distancia equivalente a la anchura de un pulgar por debajo del meñique. Este punto conecta con los órganos internos y aumenta la energía. Frote la parte exterior del pulgar, conectada con la columna. Repita en la mano derecha.

38

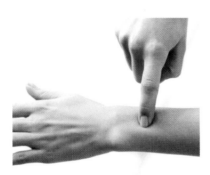

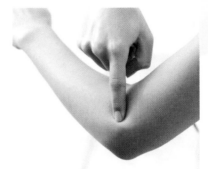

3 La antigua práctica china de la digitopuntura, conocida en Japón con el
nombre de *shiatsu*, utiliza puntos de energía
que son fáciles de encontrar y actúan de forma discreta. Agarrándose la muñeca, y con la
mano hacia abajo, busque un punto del brazo situado a una distancia de la mano de tres
dedos, y utilice el dedo índice para presionar
con fuerza en él y masajearlo.

4 Siga una línea invisible por la parte superior del brazo y presione
el pliegue exterior del codo. Le será más
fácil encontrar este punto si deja reposar el
brazo, con la palma hacia abajo, en una mesa
frente a usted. Un punto de digitopuntura
es similar a un hueco, por lo que deberá en-
contrarlo y, a continuación, presionarlo y masajearlo. Esta zona potenciará su energía.

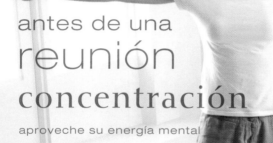

antes de una
reunión
concentración
aproveche su energía mental

1 Póngase de pie, erguido, mirando al frente, y pestañeando todo lo que le sea necesario. Respire lentamente, pero a un ritmo que le sea cómodo, inspirando y espirando cinco veces. Concéntrese en su respiración y sienta cómo el aire entra y sale a través de su cuerpo. Deje la mente en blanco y concéntrese.

2 Gire lentamente los hombros hacia atrás unas cuantas veces para que se suelten. Levante los brazos lateralmente hasta la altura de los hombros, de manera que su cuerpo tenga forma de T. Compruebe que al levantar los brazos no haya levantado también los hombros, si lo ha hecho, baje los hombros, manteniendo los brazos estirados y las palmas hacia abajo.

3 (*izquierda*) Gire lentamente la cabeza hacia el brazo izquierdo cuando inspire y, al mismo tiempo, gire la palma izquierda hacia arriba. Al espirar, gire la cabeza hacia la derecha y, al mismo tiempo, gire la palma derecha hacia arriba y la izquierda hacia abajo, de forma que se encuentre mirando la longitud del brazo derecho, con la palma hacia arriba.

4 Continúe con este ritmo, inspirando al mirar hacia la izquierda y espirando al mirar hacia la derecha. Gire los brazos en cada respiración, moviendo ambos a la vez, de forma que el brazo al que esté mirando tenga la palma hacia arriba. No respire profundamente. Realizar este ejercicio durante algunos minutos le ayudará a concentrarse.

41

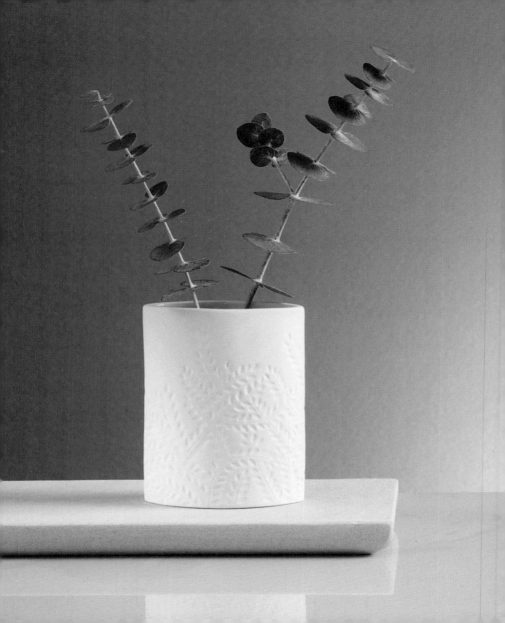

en cualquier lugar

Para practicar estas sencillas rutinas potenciadoras de energía no requiere demasiado espacio ni ningún equipamiento especial. Ni siquiera tiene que abandonar el sofá, el coche, el cuarto de baño o el escritorio. Utilice los ejercicios de este capítulo para estimularse en cualquier lugar y estar siempre preparado para la acción, vaya adonde vaya.

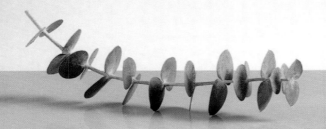

1 Túmbese en el suelo. Puede utilizar una esterilla de yoga o una toalla, si el suelo es demasiado duro. Túmbese boca arriba con las rodillas flexionadas y ajuste la posición para alargar la columna. Primero, levante la cabeza e intente bajarla de forma que quede un poco más alejada del cóccix y, a continuación, levante las caderas y bájelas, alejándolas de su cabeza.

2 Gire la cabeza de un lado al otro y deje que repose completamente centrada, de manera que si levantara la cabeza viera el espacio situado justo entre los pies. Suba las rodillas, rodéelas con los brazos y abrácelas en dirección al pecho.

3 Mueva las caderas ligeramente de un lado al otro y gírelas formando círculos, aumentando el giro todo lo que pueda. De forma gradual, gire también la columna. Abrazándose las rodillas, mueva el cuerpo completo de un lado al otro.

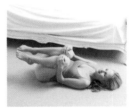

4 (*derecha*) Coloque los brazos extendidos en el suelo a los costados. Levante la cabeza y meta la barbilla. Balancéese hacia delante y hacia atrás, de forma que las caderas se levanten del suelo, y aumente la intensidad hasta que en el movimiento hacia atrás llegue a apoyarse sobre los hombros, con las rodillas por encima de la cabeza. Mantenga la cabeza centrada y la barbilla metida.

44

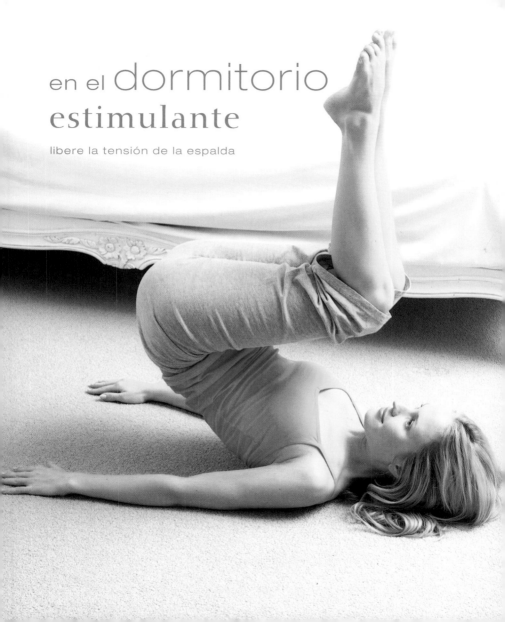

en el dormitorio

estimulante

libere la tensión de la espalda

en el sofá
reconstituyente

tómese un respiro y masajee los puntos de presión

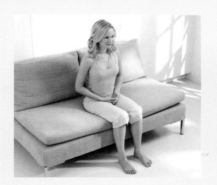 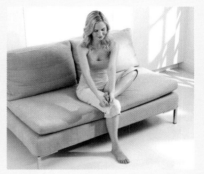

1 Si el ajetreo del día le ha provocado mareo y agotamiento, siéntese y tómese un bien merecido descanso. Comience por sentarse con los pies planos en el suelo y permanezca en esta postura durante un par de minutos. Apoye las manos sobre su regazo, fije la mirada en algo inmóvil a media distancia y concéntrese en eso, pestañeando cuantas veces sea necesario.

2 Después de tres o cuatro respiraciones, quítese los zapatos y frótese las manos para generar calor. Cúbrase el pie izquierdo con ambas manos ahuecadas. Coloque la palma de la mano derecha de forma que cubra la parte posterior y anterior de la planta del pie, dado que esta zona contiene un importante punto de digitopuntura, y sienta cómo fluye el calor por la zona.

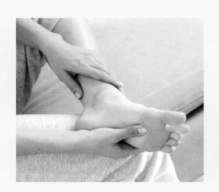 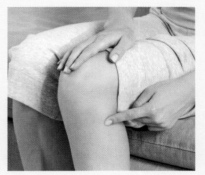

3 Busque el punto de intersección entre la parte posterior y la anterior de la planta del pie, justo en el centro, en un hueco natural considerado un importante punto de digitopuntura que contiene una gran cantidad de energía. Masajear este punto de presión alivia el mareo. Masajéelo formando pequeños círculos con la yema del pulgar y repita el proceso en el otro pie.

4 Si necesita un arranque de energía, busque un punto situado a una distancia de cuatro dedos de la parte inferior de la rótula, en el lateral de cada pierna. Deberá notar un hueco entre la tibia y los músculos que se encuentran junto a ella. Presione este punto con el dedo índice y recibirá la energía necesaria para caminar cinco kilómetros más.

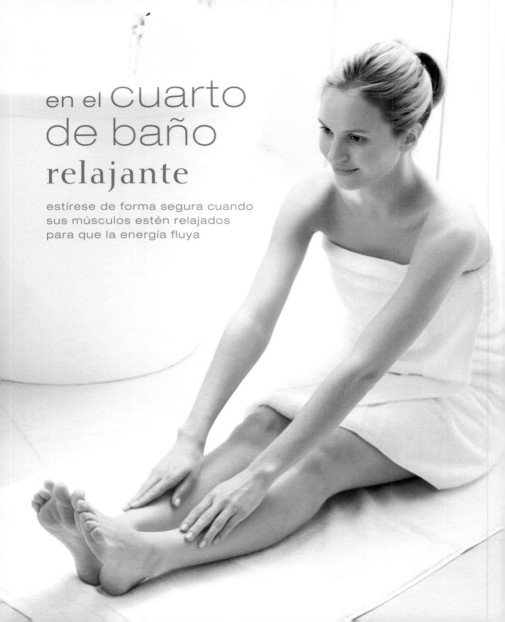

en el cuarto de baño

relajante

estírese de forma segura cuando
sus músculos estén relajados
para que la energía fluya

1 Encienda una vela y prepárese un baño caliente. Asegúrese de que el cuarto de baño esté también cálido, ya que el frío puede provocar que sus músculos se vuelvan a contraer. Disfrute de un baño relajante, dejando que el agua caliente elimine la tensión muscular acumulada durante el día y, a continuación, séquese con una toalla y estírese mientras sus músculos continúen calientes y relajados.

2 Siéntese con la espalda en posición vertical, con las piernas extendidas hacia delante, los dedos de los pies mirando hacia arriba y los talones ejerciendo presión hacia abajo. Los brazos deberán estar a los lados y la espalda deberá estar recta. Empuje hacia abajo con las manos. Inspire y estírese hacia arriba, manteniendo el torso levantado, espire e inclínese hacia delante, adelantando el pecho.

3 (*izquierda*) Inclínese lentamente hacia delante, sin forzar la región lumbar. Deberá notar que sólo se estira la parte posterior de las piernas. Cuando inspire, intente levantar y alargar la parte delantera del cuerpo; al espirar, relaje los músculos e inclínese hacia delante un poco más. Deje que los hombros y la cabeza avancen e intente agarrarse los pies.

4 Mantenga el estiramiento durante un momento y, a continuación, levante el pecho y suba lentamente sin encorvar la espalda. Vuelva a colocar los brazos junto a los costados y empuje hacia abajo para levantar el torso sin desplomarse. Túmbese boca arriba y llévese las rodillas al pecho, meta la barbilla y abrácese las rodillas.

49

en la cocina
activador

reactive su energía mediante *chi gung*

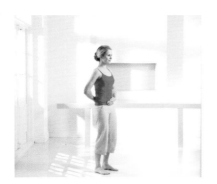
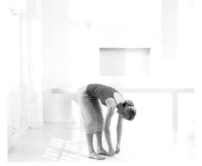

1 Póngase de pie con los pies separados a una distancia similar a la anchura de las caderas. Las rodillas deberán estar relajadas, no flexionadas, y asegúrese de que no estén rígidas para evitar que se fuerce demasiado la región lumbar. Arquee la espalda, e invierta el arco metiendo el cóccix por debajo todo lo que pueda. Por último, adopte una posición intermedia.

2 Deje caer el tronco hacia abajo con los brazos colgando delante de usted. Mantenga las piernas firmes y rectas y los pies bien apoyados en el suelo. Si se siente mareado, baje sólo las manos a la altura de la encimera y permanezca de pie a una distancia suficiente para que los brazos y la espalda formen una línea recta.

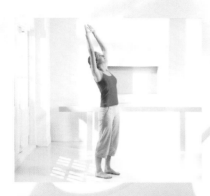

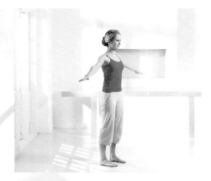

3 Al inspirar, suba el tronco lentamente levantando los brazos delante de usted. Continúe hasta que esté ligeramente inclinado hacia atrás. Procure no bajar la zona lumbar, lo que comprimiría los discos de la columna. Deberá mantener la energía y el movimiento hacia arriba en la columna. Flexione los codos hacia fuera y junte los dedos pulgares e índices de las manos.

4 Después de unas cuantas respiraciones, vuelva lentamente a la posición vertical con los brazos por encima de la cabeza al inspirar. Durante la siguiente espiración, baje lentamente los brazos, separándolos del cuerpo, hasta llegar a la altura del pecho. Asegúrese de que los hombros no estén elevados. En caso necesario, ajuste la posición y baje los brazos lateralmente.

1 Aléjese de la pantalla del ordenador para que no lo distraiga mientras se toma un muy merecido descanso. Siéntese con los pies planos en el suelo o póngase de pie con la espalda recta. Levante y baje los hombros un par de veces para eliminar la tensión acumulada: los hombros suelen encorvarse al trabajar delante del ordenador.

2 Cruce los dedos de las manos y estire los brazos hacia delante. Ajuste la posición si los hombros han vuelto a subir. Sienta cómo se estira su espalda y mantenga esta postura durante algunas respiraciones. Gire las manos, de forma que los nudillos miren hacia usted, y vuelva a estirar los brazos.

3 Con los brazos estirados, mueva las manos cruzadas por encima de la cabeza, con las palmas mirando hacia arriba. Relaje los codos y deje caer los hombros. Ponga los brazos rectos y estírelos con fuerza en dirección al techo. Mirando hacia delante y estirándose hacia arriba, inclínese a derecha e izquierda.

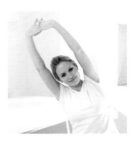

4 (*derecha*) Baje los brazos delante de usted hasta la altura de los hombros. Con las caderas mirando hacia delante, gire el tronco y lleve los brazos estirados hacia la izquierda y luego hacia la derecha. Mantenga cada estiramiento durante algunas respiraciones. Repita este ejercicio aproximadamente cada hora, siempre que trabaje en un escritorio.

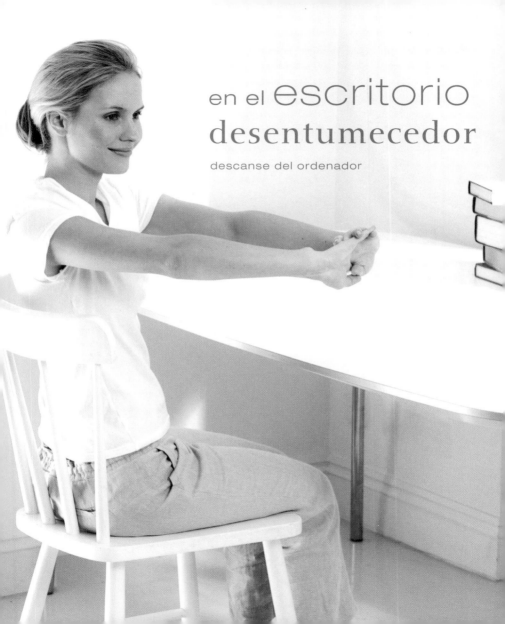

en el escritorio
desentumecedor

descanse del ordenador

en un hotel
restituyente

recupérese rápidamente después de un viaje

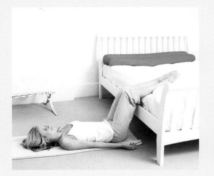 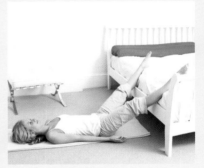

1 Quite el equipaje de en medio, quítese los zapatos y túmbese con la espalda en el suelo y en ángulo recto con la cama. Si el suelo está muy duro, puede utilizar una toalla. Flexione las rodillas, levante los pies y apóyelos sobre la cama. Deje los brazos relajados a los lados, con las palmas mirando hacia arriba. Sienta cómo su columna se relaja lentamente y se hunde en el suelo.

2 Transcurridos unos minutos, comience a abrir las piernas. En cada ocasión, recorra con el pie una pequeña distancia para evitar un repentino tirón en la ingle. Continúe abriendo las piernas al máximo en forma de V, pero sin que sienta dolor en la parte interior de los muslos. Apoye los pies firmemente sobre la cama y relájese en esta posición durante algunas respiraciones.

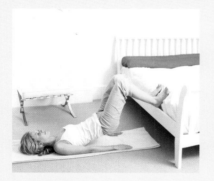 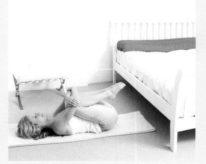

3 Abandone con cuidado este estiramiento de las piernas. Moviendo los pies lentamente y manteniendo una distancia entre ellos equivalente a la anchura de las caderas, llévelos hacia usted sobre la cama. Ejerciendo presión con los pies contra la cama, levante la cintura pélvica del suelo. Mantenga este estiramiento durante dos respiraciones.

4 Vuelva a apoyar la columna en el suelo, intentando bajar cada vértebra de forma gradual, es decir, una a una. Llévese las rodillas al pecho, mantenga la cabeza en posición central y abrácese las rodillas en dirección al cuerpo. Repita los pasos 3 y 4 dos veces, intentando formar un pequeño arco con la columna al levantarla y volviendo lentamente al suelo.

55

1

Levántese de su asiento, póngase de puntillas y vuelva a sentarse. Si dispone de espacio, intente caminar, dado que permanecer sentado durante un período prolongado de tiempo puede provocar que se sienta aletargado; deberá activar los músculos con regularidad. Siempre que pueda, camine por el avión.

2

Siéntese con los pies apoyados en el suelo y con la espalda recta. Levante y baje los talones, manteniendo la parte anterior de las plantas de los pies en el suelo. Tense el músculo de la pantorrilla al subir el talón. Levante uno después del otro y, a continuación, los dos juntos. Continúe hasta quedar de puntillas.

3

Sentado con la rodilla izquierda levantada, dirija los dedos de los pies hacia abajo y, a continuación, flexione los pies de forma que los dedos apunten hacia arriba. Extienda el movimiento a la parte inferior de la pierna, llevándola hacia delante al dirigir los dedos de los pies y hacia atrás al flexionar los pies. A continuación, gire el tobillo en ambas direcciones, todo lo que pueda. Repita este paso con la pierna y el pie derechos.

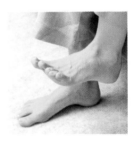

4

(*derecha*) Sujete el pie izquierdo con la mano derecha. Imagine una línea que vaya desde el centro de la yema del pulgar hasta la esquina inferior del índice y presione con fuerza en el centro. Masajear esta zona reduce el agotamiento. Repita el ejercicio en el pie derecho.

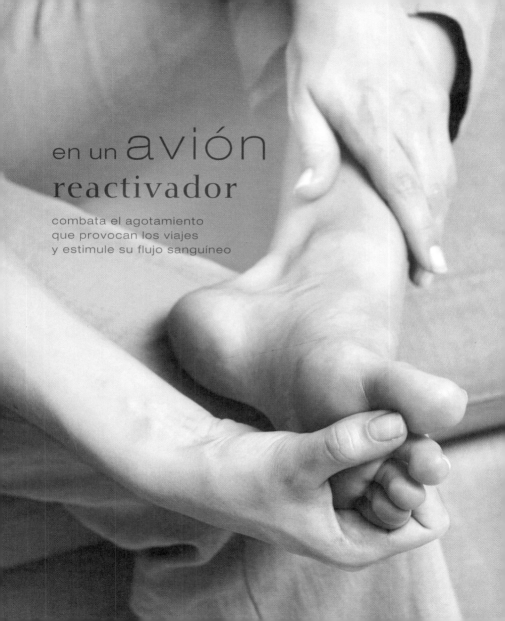

en un avión
reactivador

combata el agotamiento
que provocan los viajes
y estimule su flujo sanguíneo

1 Para combatir la sensación de letargo durante la conducción, aproveche para masajearse las orejas cuando esté en un atasco o esperando a que se ponga el semáforo en verde. De acuerdo con la medicina china, todo nuestro organismo está representado por puntos en la oreja, por lo que un masaje en las orejas proporciona una energía global. Comience doblándose la oreja para cubrir la apertura.

2 (*derecha*) Busque el punto de intersección entre la parte superior de la oreja y el cuero cabelludo, y pellízquelo suavemente con el dedo índice y el pulgar. Levante los dedos de las manos y, a continuación, repita este movimiento justo por debajo. Recorra el borde de la oreja desde arriba hacia abajo, pellizcándolo y soltándolo. Repita el masaje, aumentando la presión ejercida.

3 Repita este suave movimiento de pellizcos por toda la oreja; deberá sentir estimulación, no dolor. Masajéese los lóbulos de las orejas. Introduzca cuidadosamente los pulgares en las espirales de los oídos y masajee la zona completa. Introduzca el dedo índice en el oído y muévalo formando pequeños círculos. Repita el movimiento en el otro oído.

4 Agárrese con fuerza los lóbulos y tire de ellos hacia delante, hacia atrás y, a continuación, hacia abajo. Recorra el borde de la oreja, tirando hacia atrás. Agárrese la parte superior de las orejas y tire de ellas hacia arriba. Repita todos los pasos dos o tres veces. No obstante, si se siente realmente adormecido, deténgase un momento y descanse un poco.

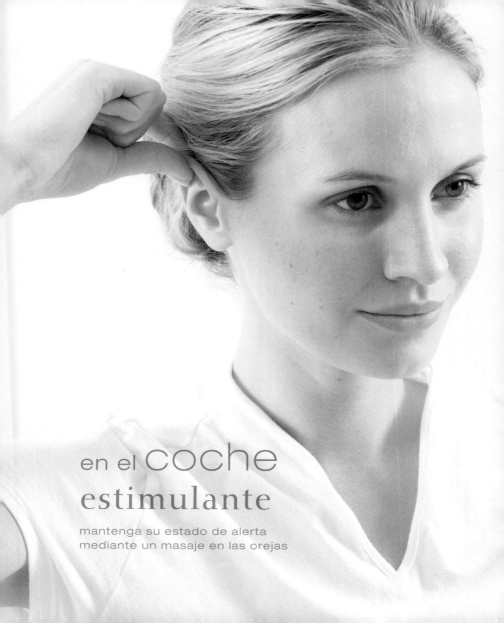

en el **coche**

estimulante

mantenga su estado de alerta
mediante un masaje en las orejas

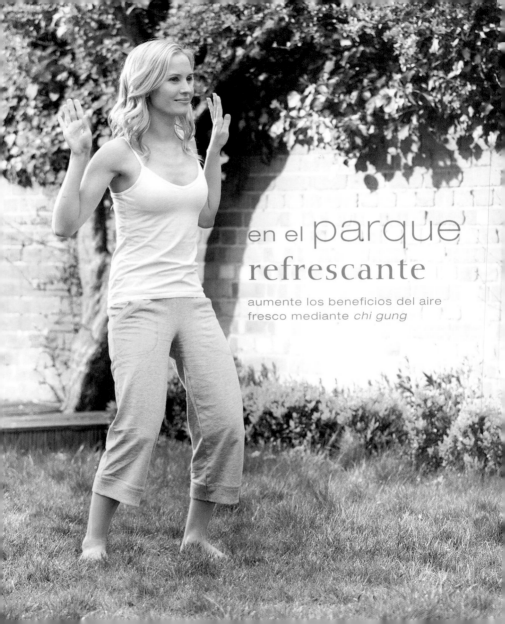

en el **parque**
refrescante

aumente los beneficios del aire
fresco mediante *chi gung*

1

Póngase de pie, el cóccix hacia abajo y los pies separados a una distancia equivalente a la anchura de sus caderas. Relaje los hombros, levante los brazos delante de usted, con las palmas mirando hacia abajo cuando inspire y, cuando lleguen a la altura de los hombros, doble las rodillas ligeramente. Al espirar, llévese los brazos hacia usted, con los codos hacia abajo y las muñecas hacia arriba.

2

Al inspirar, mantenga rectas las piernas, al mismo tiempo que extiende de nuevo los brazos hacia delante, pero esta vez levantando las manos, con las palmas de las manos hacia fuera, como-si empujara algo suavemente. Espire y vuelva a bajar los brazos junto a los costados. Repita los pasos 1 y 2 varias veces.

3

(*izquierda*) Con los brazos relajados, gire las palmas hacia dentro y levántelos esta vez a los lados para formar una T. Cuando inspire, levántelos lentamente hasta la altura de los hombros. Mantenga los hombros bajos y relajados. Al espirar, flexione las rodillas ligeramente y deje caer los codos, acercando las manos hacia los hombros.

4

Inspire al enderezar los brazos y las piernas. Yérgase, estire con fuerza los brazos horizontalmente hacia los lados, con los dedos apuntando hacia arriba y, a continuación, flexione las rodillas y meta los brazos al espirar. Continúe con este movimiento, similar al de una ola durante varias respiraciones, visualizando cómo aumenta su energía positiva.

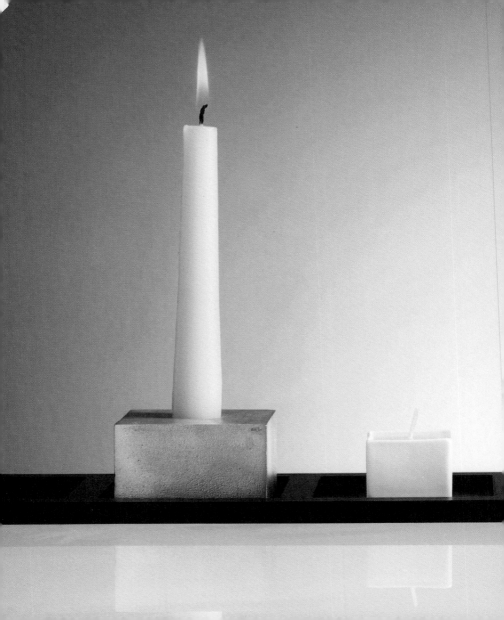

vigorizar
el cuerpo

Su organismo produce energía y la utiliza, pero también puede atraparla

dentro de sus músculos, o en puntos específicos de su cuerpo sutil. Todas

las técnicas que se incluyen en este capítulo, desde el masaje, el control de la

respiración hasta los ejercicios de voz y los aeróbicos, tienen como objetivo

liberar la energía de su cuerpo para que vuelva a fluir con libertad.

1 Levante los brazos y agárrese la cabeza, colocando las palmas de las manos sobre el nacimiento del cabello con los dedos extendidos hacia atrás. Mueva las manos formando círculos grandes. Presione como si moviera el cuero cabelludo sobre su cráneo, pero sin tirarse del pelo.

2 Comenzando por el nacimiento del cabello, presione el cuero cabelludo con los dedos, formando pequeños círculos. Levante los dedos de las manos y repita el movimiento por toda la cabeza. Si el cuero cabelludo está muy tenso, puede que se sienta incómodo al principio.

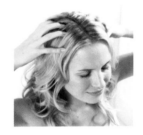

3 (*derecha*) Coloque las manos en la parte posterior de la cabeza, con los dedos apuntando hacia arriba. Ejerza una ligera presión para mover el cuero cabelludo hacia arriba por encima de su cráneo. Busque con los pulgares una protuberancia en la parte inferior del cráneo, aproximadamente a la altura de sus orejas y masajéela suavemente con las yemas de los pulgares.

4 Recorra ligeramente el cuero cabelludo con los dedos de las manos. Si tiene las uñas demasiado largas, flexione los dedos de las manos de forma que utilice las puntas. Ejerza una ligera presión con las uñas. Recorra con los dedos el cabello en toda su longitud, levantándolo y dejándolo caer. Repita el ejercicio por encima del cuero cabelludo.

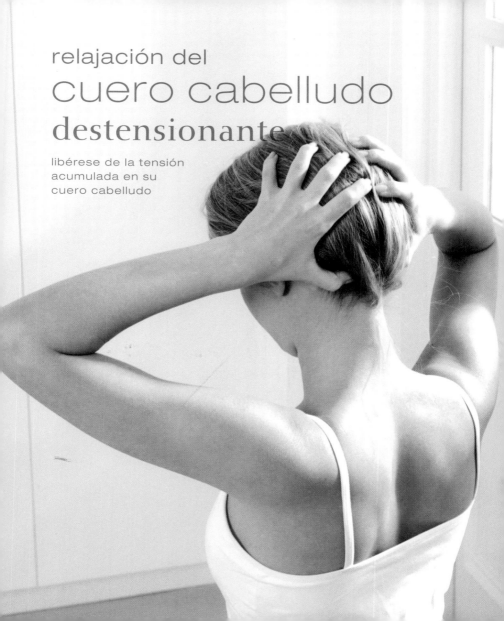

relajación del
cuero cabelludo
destensionante

líbérese de la tensión
acumulada en su
cuero cabelludo

levantamiento
facial tonificante

estimule su cutis con un masaje ayurvédico en el punto marma

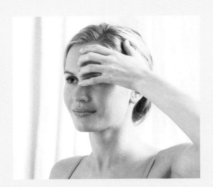

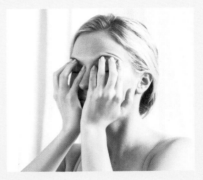

1 Presione con el dedo anular el punto situado entre las cejas, con el dedo corazón colocado justo por encima de él y el índice junto al nacimiento del cabello. Levante los dedos de las manos y vuelva a ejercer presión, recorriendo hacia un lado una distancia de un dedo. Con las dos manos, continúe con este movimiento a lo largo de la frente y las sienes, ni hacia arriba ni hacia abajo.

2 Busque el borde superior de las cuencas de los ojos y presione suavemente con las puntas de los dedos. Colóquelos por encima de las cuencas y vuelva a ejercer presión, empujando hacia arriba. Coloque la yema del dedo corazón por debajo del centro de los ojos sobre el borde de las cuencas y ejerza una ligera presión.

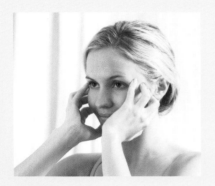 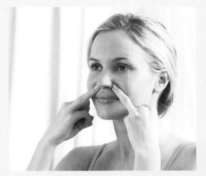

3 Busque un punto situado justo por debajo de la mejilla, en línea con el centro de sus ojos, y presione hacia arriba. Coloque las yemas de los meñiques sobre la cavidad situada junto al borde exterior de cada ojo, y extienda el resto de los dedos formando una línea que vaya hasta la parte inferior del lóbulo de la oreja. Presione con los ocho dedos, todos menos los pulgares.

4 Busque un punto en el borde exterior de cada orificio nasal, y presione con fuerza y diagonalmente hacia dentro con los dedos anulares y, a continuación, una los ocho dedos, para presionar el espacio situado entre el labio superior y la nariz. Realice lo mismo por debajo del labio inferior y, por último, ejerza presión con la punta de un pulgar en el centro de la barbilla.

LEVANTAMIENTO FACIAL

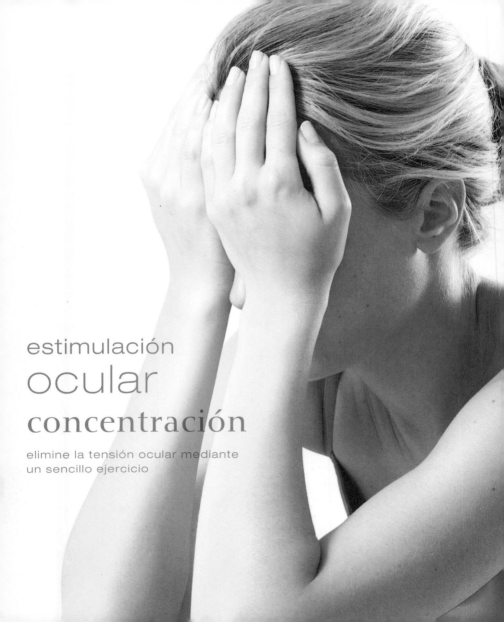

estimulación
ocular
concentración

elimine la tensión ocular mediante
un sencillo ejercicio

1 Si comienza a sentir sequedad o picor en los ojos, tómese un descanso. Mójese las manos con agua fría y salpíquese el rostro y los ojos, repitiendo el proceso varias veces. Asegúrese además de beber agua suficiente, dado que la deshidratación puede afectar no sólo a sus ojos, sino también a sus niveles de energía. Pestañee con frecuencia para esparcir lágrimas calmantes por los globos oculares.

2 Active los músculos oculares abriendo y cerrando los ojos todo lo que pueda. En lugar de fijar la mirada en el mismo punto, deje que su mirada se fije en algo situado al otro lado de la habitación y, a continuación, dirija su mirada a algún objeto cercano. Por último, mire por la ventana y tómese un tiempo para concentrarse en un objeto lejano.

3 Gire la cabeza hacia la izquierda y concéntrese en aquello que aparezca en el horizonte del lugar en el que se encuentra, probablemente un muro. Muy lentamente, gire la cabeza hacia la derecha, sin mover los ojos, deje que los lleve el movimiento de su cabeza. Arrastre su mirada sin realizar ningún esfuerzo.

4 Frótese las manos para calentarlas y, a continuación, levante las manos a la altura del rostro y apóyelo en ellas. Tápese los ojos con las manos ahuecadas, de forma que no deje pasar nada de luz. Abra los ojos y deje que reposen en el cálido y oscuro espacio. Visualice un lugar en el que se sienta a gusto y relájese durante algunos minutos.

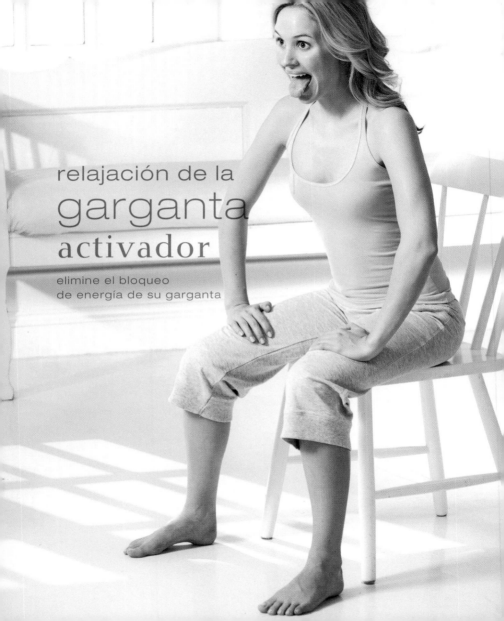

relajación de la
garganta
activador

elimine el bloqueo
de energía de su garganta

1

La tensión de la garganta puede causar rigidez muscular alrededor de la mandíbula o incluso de un débil tono de voz, además de producir un bloqueo de la energía. Desbloquee su energía mediante ejercicios de voz. Comience respirando con el abdomen: póngase la mano en él y sienta cómo lo saca hacia fuera el aire al inspirar. Puede que al principio le parezca algo antinatural.

2

Comience a tararear una melodía sencilla. Observe la sensación en la garganta y en la parte posterior de la boca, así como la reverberación de las diferentes notas. Abra la boca y pronuncie un «ah» en voz baja. Deje que el sonido continúe durante una espiración completa. Procure no tomar demasiado aire al inspirar, dado que la espiración durará más tiempo.

3

Inspire profundamente y suelte el aire con un suspiro prolongado. Siga con algunos suspiros sonoros y exagerados; aumente su intensidad y duración y finja bostezos prolongadamente, que pronto serán reales y relajarán su mandíbula. Llegado este momento, intente no respirar de una forma excesivamente profunda.

4

(izquierda) Siéntese en una silla e inclínese hacia delante, con las piernas separadas, las manos sobre los muslos y los dedos apuntando hacia dentro. Espire pronunciando un «ah» en voz alta, abriendo al máximo la boca y los ojos. Saque bien la lengua, separe los dedos de las manos y mire con ferocidad, relajándose al espirar. Repita el ejercicio tres veces.

1 Colóquese de pie, guardando una distancia entre los pies equivalente a la anchura de sus caderas y con las rodillas ligeramente flexionadas. Mantenga la espalda recta. Levante y deje caer los hombros para relajarlos. Cuando inspire, lleve las manos frente al pecho, con los codos y las palmas mirando hacia fuera.

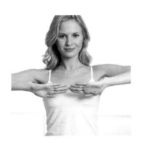

2 (*derecha*) Cuando espire, empuje hacia fuera la mano izquierda delante de usted, manteniendo el brazo a la altura de los hombros. Cuando tenga el brazo prácticamente extendido, gire la palma hacia su rostro. Al inspirar, llévese la palma izquierda al pecho y, al mismo tiempo, empuje la mano derecha hacia fuera, delante de usted, con la palma hacia fuera.

3 A mitad de camino de esta inspiración, deberá llevarse al pecho la palma izquierda y alejar el reverso de la mano derecha. Al final de cada movimiento hacia fuera, gire la mano de forma que mire hacia usted en el movimiento de vuelta. Justo antes de que la palma llegue al pecho, gírela en el sentido contrario a usted durante el movimiento hacia fuera.

4 Respirando a un ritmo lento, pero natural, intente armonizar sus movimientos con su respiración. El movimiento hacia fuera y hacia dentro de un brazo deberá coincidir con una espiración y una inspiración respectivamente. Observe sus posturas para asegurarse de que los hombros no estén tensos ni levantados.

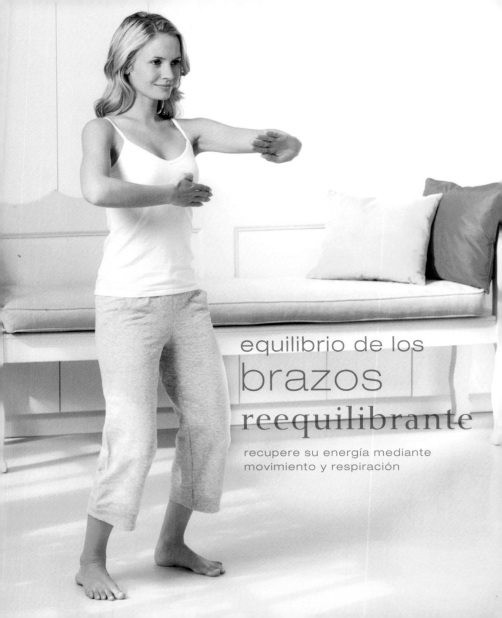

equilibrio de los
brazos
reequilibrante

recupere su energía mediante
movimiento y respiración

1 Siéntese con la espalda recta, pero no rígida, y con las manos relajadas sobre su regazo. Suba y deje caer los hombros unas cuantas veces para liberar parte de la rigidez o tensión residual acumulada en ellos. Cierre los ojos e intente alargar la columna hacia arriba, como si se abriera un pequeño espacio entre cada una de sus vértebras.

2 (*derecha*) Cuando haya alargado la columna, respire profundamente y extienda los brazos a los lados. Sienta cómo se ensancha la espalda a medida que libera la tensión muscular que la mantiene rígida y comprimida. Envuélvase el pecho con los brazos para abrazarse a sí mismo y adelante los hombros todo lo que pueda, sin que sienta molestias.

3 Póngase las manos sobre las caderas y deslícelas hacia atrás hasta que sus pulgares se encuentren junto a la columna y ejerza presión sobre los músculos de esa zona, puntos de digitopuntura que eliminan el agotamiento. Se dice de ellos, además, que mejoran el flujo, tanto sanguíneo como del *chi*, hacia los riñones y la espalda en general.

4 Utilizando las yemas de los pulgares, masajee, formando pequeños círculos, los músculos grandes que se encuentran a ambos lados de la columna vertebral. No ejerza presión sobre la columna, sino en los músculos sobre los que descansa y, a continuación, masajee las manos hacia arriba, recorriendo la anchura de un dedo en cada movimiento.

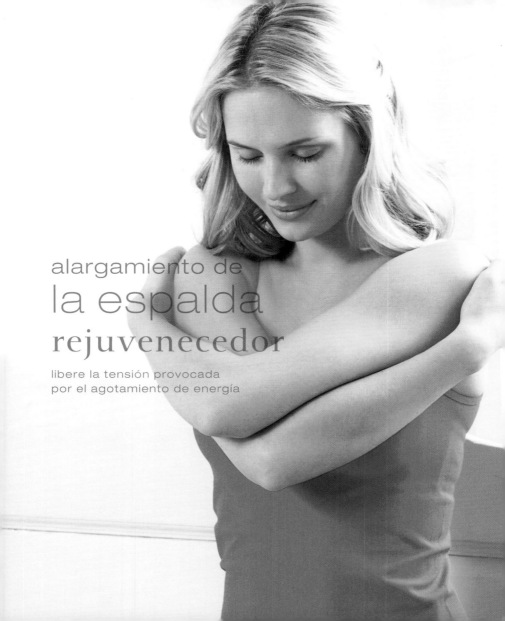

alargamiento de
la espalda
rejuvenecedor

libere la tensión provocada
por el agotamiento de energía

estimulación de las piernas revitalizante

reactive la circulación en sus piernas

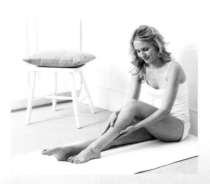 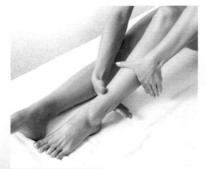

1 Estos pasos del masaje se pueden realizar encima de la ropa y en cualquier lugar, pero para obtener mejores resultados, vierta una cucharadita de su aceite favorito en las manos, frótese las palmas, y masajee lentamente las piernas desnudas, evitando las venas visibles. Comience tomando asiento con las piernas cómodamente estiradas hacia delante.

2 Forme una L con el pulgar y el índice izquierdos y recorra hacia arriba la superficie anterior de la pierna izquierda. Haga pasadas firmes comenzando por el tobillo. Utilizando la mano derecha masajéese con fuerza y en sentido ascendente la parte posterior de la pierna. A continuación, masajéese los laterales. Repita en la pierna derecha.

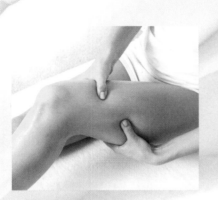

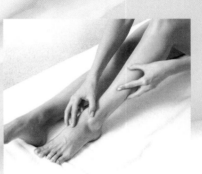

3 Utilizando los pulgares y los índices, agárrese el músculo de la pantorrilla justo por encima del tobillo. Apriete y masajéelo en círculos, sobre todo en las zonas en las que sienta rigidez o agotamiento. Repita el masaje más arriba, a dos dedos de distancia, y suba por la pierna hasta llegar a la ingle. Utilice ambas manos, empezando por los lados.

4 Coloque los dedos de las manos en la parte delantera y trasera del tobillo, manteniéndolos sueltos y ligeramente curvados. Suba con firmeza las manos desde el tobillo hacia la ingle. Utilice las yemas de los dedos, en lugar de las puntas. Realice el mismo masaje hacia arriba en el lateral de la pierna. Repita los mismos masajes varias veces en ambas piernas.

77

1 Apoye el tobillo derecho en la rodilla izquierda y cójase el pie derecho con las dos manos, con los dos pulgares sobre la planta. Masajee el centro de la planta del pie, justo por debajo del empeine, un punto de digitopuntura que potencia su energía. Continúe por todo el pie.

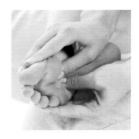

2 (*derecha*) Con los pulgares sobre la planta, mueva lentamente los lados del pie arriba y hacia abajo. Gire el tobillo con movimientos circulares. Tire suavemente de cada dedo del pie, entrecruce los dedos de los pies con los dedos de las manos todo lo que pueda, pero sin forzarlos. Mueva la mano en círculo para movilizar los dedos de los pies.

3 Rellene dos recipientes con agua suficiente para sumergir los pies y los tobillos, uno con agua fría y otro con agua caliente. Compruebe la temperatura sumergiendo la punta del codo. Puede añadir al recipiente de agua caliente unas cuantas gotas de aceite esencial, como, por ejemplo, de albahaca, geranio, romero o tomillo, entre cuyas propiedades se encuentra la de aliviar el cansancio.

4 Sumerja los pies durante un par de minutos en el recipiente de agua caliente, deje que el agua los masajee y, a continuación, sumérjalos en el recipiente con agua fría. Salpíquese con agua fría los tobillos mientras los pies estén sumergidos. Repita el proceso dos o tres veces y póngase unos calcetines gruesos.

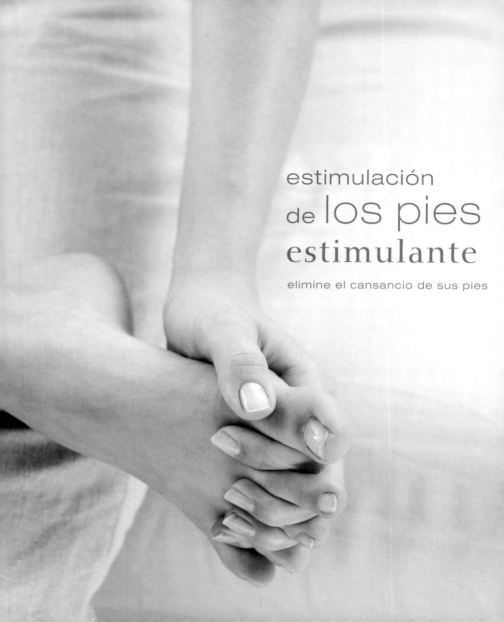

estimulación
de los pies
estimulante

elimine el cansancio de sus pies

estimulación corporal
renovador

potencie su circulación sanguínea y linfática

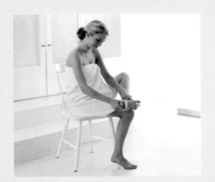 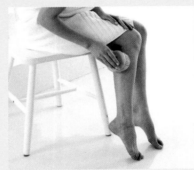

1 Comience por lavarse y secarse los pies. Con un cepillo duro de cerdas naturales cepíllese la planta del pie de cuatro a seis veces, comenzando desde los dedos y en dirección al tobillo. Presione con la fuerza suficiente para no sentir cosquillas, pero sin que le duela. Repita el mismo movimiento de cepillado en los lados y el empeine del pie, con largas pasadas.

2 Suba por toda la pierna y termine cepillando en dirección a las glándulas linfáticas de la ingle. Repita este proceso con el otro pie y la otra pierna. Continúe con prolongados y firmes cepillados hasta llegar a las nalgas, las caderas y la espalda. Cepíllese con movimientos circulares el abdomen y, a continuación, suba hacia el estómago, el pecho y las axilas.

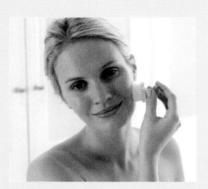 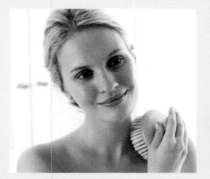

3 Para el rostro, utilice un cepillo de cerdas muy blandas o una esponja exfoliante y asegúrese de no irritar la piel. Comenzando desde el centro del rostro, cepíllese la frente hacia fuera y en dirección a las sienes. Cepíllese hacia abajo la nariz, y las mejillas en dirección a los oídos y la mandíbula. Continúe hacia las glándulas linfáticas del cuello.

4 Utilice un cepillo corporal y recorra hacia abajo el cuello, la garganta, la parte superior de la espalda y la parte superior del pecho en dirección a las axilas. Realice suaves movimientos semicirculares sobre el pecho, yendo desde los pezones hasta las axilas. Cepíllese las manos y los brazos, del mismo modo que hizo con los pies y las piernas. Hágalo todas las mañanas.

81

estimulación global
motivador

potencie su energía durante un día sedentario

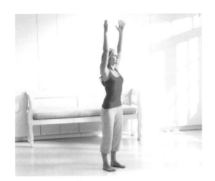 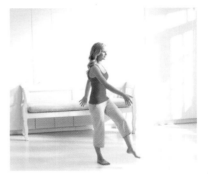

1 Si se siente hastiado de llevar sentado demasiado tiempo, tómese unos minutos para potenciar su energía. Comience por ponerse de pie, estirando los brazos lo más alto que pueda e inspirando profundamente al hacerlo. Al espirar, baje los brazos lateralmente. Repita el movimiento dos o tres veces.

2 Levante los hombros en dirección a las orejas y déjelos caer. Repita el movimiento dos veces para que los hombros no acumulen tensión y, a continuación, levante los brazos y agítelos. Bájelos lateralmente, sin dejar de agitarlos. Levante una pierna después de la otra y agítela para eliminar la tensión muscular.

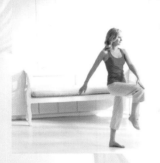

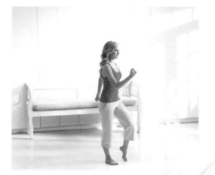

3 Comience a caminar, dando una patada hacia fuera en cada paso y, a continuación, levante la rodilla derecha y déle un golpecito con la mano izquierda. Repita el proceso con la rodilla izquierda y la mano derecha. Continúe con este paso, acelerando hasta que comience a respirar más deprisa. Si se queda sin aliento para poder hablar, ¡reduzca la velocidad!

4 Flexione la rodilla izquierda y levante el talón izquierdo. Baje el talón izquierdo y, a continuación, levante el talón derecho y flexione la rodilla derecha. Repita el proceso unas cuantas veces y, después, aumente el paso hasta estar «corriendo», sin levantar del suelo los dedos de los pies. Mueva los brazos como si corriera, reduzca la velocidad y deténgase.

ESTIMULACIÓN GLOBAL

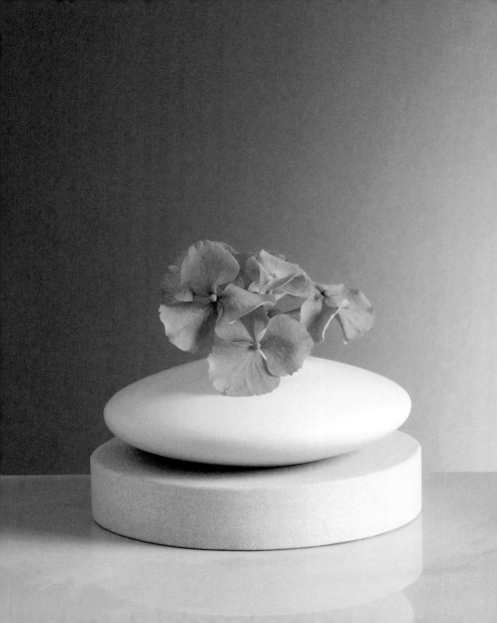

mejorar el estado de ánimo

Los procesos mentales tienen importantes efectos sobre su organismo. Piense en cómo el estrés mina su energía, mientras que la felicidad y la emoción la aumentan. Las técnicas de este capítulo le ayudarán a levantar el espíritu, calmar su ansiedad y reorganizar sus pensamientos, y todo con el objetivo de que se sienta positivo y lleno de vida.

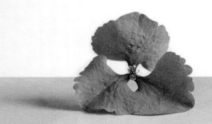

1 Ponga un CD de música dance o de cualquier tipo de música que tenga un ritmo rápido y alegre. Balancee la parte superior de su cuerpo de un lado al otro. Continúe balanceando la parte superior del cuerpo, sin balancear los brazos, y dé golpes con los pies. Concéntrese en el ritmo de la música.

2 (*derecha*) Continúe con movimientos oscilatorios de las caderas. Dé un paso a la derecha y coloque el pie izquierdo junto al derecho. Repita este movimiento tres veces más. En el cuarto paso, no baje el pie izquierdo, golpee sólo el suelo con los dedos de los pies y dé un paso a la izquierda, acerque el pie derecho y repita el movimiento. Repita tres veces en cada dirección.

3 En el siguiente paso a la derecha, dé un cuarto de giro. Complete una vuelta en el sentido de las agujas del reloj y en cuatro pequeños pasos. Repita el paso 2 y vuelva a dar una vuelta completa en cuatro pasos pequeños. Mantenga los codos a los lados, las manos a la altura de la cintura y mueva los brazos al ritmo.

4 A continuación, dé un paso hacia atrás con el pie derecho y avance con el izquierdo. Coloque el pie derecho junto al izquierdo y dé un golpe con éste. Dé un paso adelante con el pie izquierdo, retroceda con el derecho, coloque el izquierdo junto al derecho y dé un golpe con el pie derecho. Repita ocho veces.

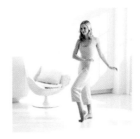

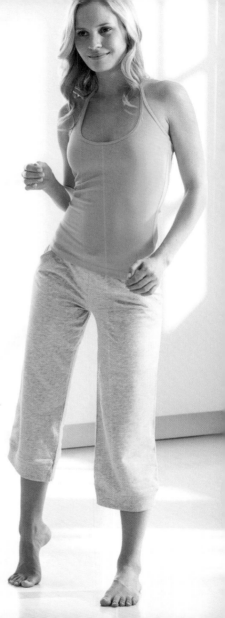

mejora del
ánimo
reactivador

anime su espíritu mediante
una danza revitalizadora

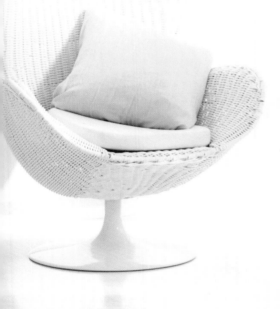

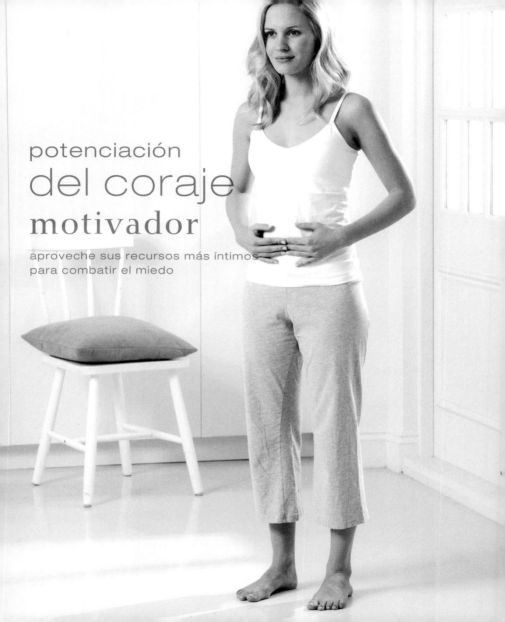

potenciación
del coraje
motivador

aproveche sus recursos más íntimos
para combatir el miedo

1 Póngase de pie con los pies ligeramente separados de forma que tenga una base estable. Suba primero los dedos de un pie y a continuación los del otro; extiéndalos y deje reposar con mayor firmeza los pies en el suelo. Cierre los ojos y visualice unas raíces que crezcan hacia abajo desde sus pies, aprovechando la fuerza y solidez de la tierra.

2 Respire a todo pulmón, pero con naturalidad. Simplemente deberá permitir que el aire fluya hasta lo más profundo de sus pulmones. Póngase la mano derecha sobre el pecho y la izquierda sobre el abdomen; deberá notar cómo su abdomen se mueve hacia fuera al inspirar.

3 Inspire lentamente contando hasta cuatro y espire realizando el mismo cómputo. Siguiendo este patrón regular y constante, visualice cómo la fuerza y el coraje inundan su organismo a medida que llena los pulmones de aire, y, cuando espire, visualice cómo el miedo y la negatividad abandonan su cuerpo.

4 (*izquierda*) Póngase ambas manos sobre el abdomen y busque un punto situado a una distancia de tres dedos por debajo del ombligo; se trata del centro de su cuerpo. Concentre su mente en esta zona, a medida que de manera constante aspira la fuerza de la tierra y la lleva a su centro. Por último, enderece la espalda, suba la cabeza y sonría.

POTENCIACIÓN DEL CORAJE

regeneración de la mente
sugerente

agudice sus sentidos mediante *chi gung*

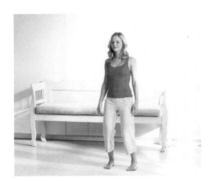

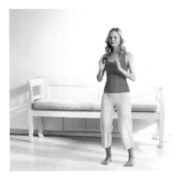

1 Póngase de pie con los pies separados a una distancia equivalente a la
anchura de sus caderas sintiendo un apoyo
firme. Las rodillas estarán ligeramente flexionadas, los brazos sueltos y la espalda en posición vertical. Doble los codos hasta que los
antebrazos estén en posición vertical, y las
manos, enfrente del pecho. Las palmas deberán estar una frente a la otra.

2 Visualice una bola dorada de energía entre sus manos. Imagine que
puede sentir la bola con las manos. Sienta
el calor en las palmas y examine el borde de
la bola alejando y acercando lentamente las
palmas entre sí, a una distancia de dos centí-
metros cada vez, como si apretara una pelota
de playa.

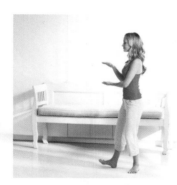

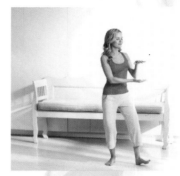

3 Levante los dedos del pie derecho y lentamente gire el talón hacia la derecha. Gire el cuerpo completo, flexionando la rodilla izquierda para evitar tensión. Gire también la «bola». Cuando vuelva a poner los dedos en el suelo, deberá tener la mano derecha a la altura del pecho, con la palma hacia abajo, y la mano izquierda a la altura de su cintura, con la palma hacia arriba.

4 Suba los dedos del pie derecho y lentamente gire a la izquierda a una posición central, girando la bola al mismo tiempo. Repita el movimiento con el izquierdo, girando la bola con la mano izquierda por encima y la mano derecha por debajo. Concéntrese en canalizar la sensación de energía entre las palmas.

91

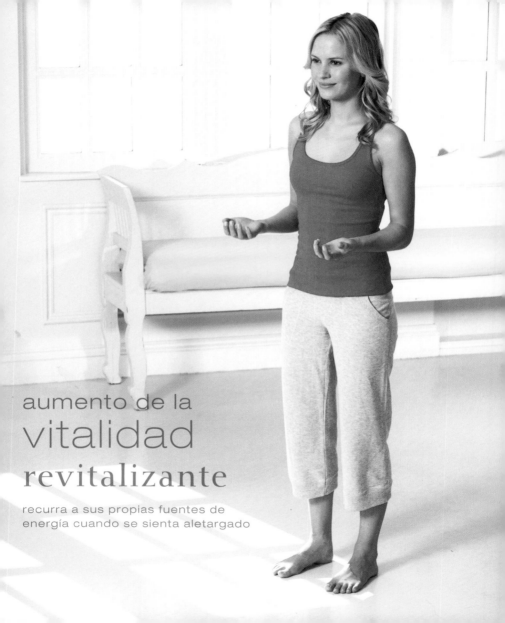

aumento de la
vitalidad
revitalizante

recurra a sus propias fuentes de
energía cuando se sienta aletargado

1 Suba y baje los hombros para relajar los músculos. Con los brazos sueltos a los lados, mueva las manos como si abriera y cerrara una llave a mucha velocidad. Suba las manos a la altura de los hombros y déjelas caer varias veces, como si se secara las manos. Suba los hombros y las manos y deje que éstas caigan para eliminar el resto de la tensión.

2 (*izquierda*) Gire hacia arriba las palmas de las manos. Cierre los puños y, a continuación, estire los dedos y los pulgares hacia fuera todo lo que pueda. Sienta cómo circula la energía por sus manos y relájelas y curve ligeramente los dedos de las manos, como si tuviese en cada mano una bola grande. Deberá sentir energía y no rigidez.

3 Llévese los dedos de las manos hacia el pecho. Manteniendo las muñecas sueltas, balancee las manos, de forma que se dé golpecitos en el pecho con todos los dedos. Continúe con un ligero golpeteo. Se cree que darse golpecitos en el esternón justo por debajo de los huesos del cuello aumenta la vitalidad.

4 Ensanche el pecho para darse golpecitos en él, siguiendo unos movimientos ligeros y rítmicos. Puede realizar este animado movimiento por todo el cuerpo, incluyendo el cuero cabelludo y el rostro. Dése suaves golpecitos en el rostro, ejerciendo una mayor fuerza sobre los hombros y la espalda, y con cuidado de evitar las vértebras.

93

1 Siéntese en una silla con la altura adecuada para que pueda poner los pies planos sobre el suelo, ligeramente separados. Gire los hombros y, a continuación, invierta la posición arqueando la espalda. Muévase de una posición a la otra y adopte una postura intermedia, con la espalda en una posición vertical y natural.

2 Cierre los ojos y levante las manos frente al pecho, como si estuviera cogiendo una bola. Imagine que tiene una bola de energía entre las manos. Ejerza presión hacia dentro como si estuviera apretándola, sintiendo cierta resistencia entre las manos. Los dedos de las manos deberán estar relajados pero no caídos.

3 Coloque una palma sobre la parte inferior de la espalda cubriendo un punto de digitopuntura y presione con fuerza, sintiendo cómo el calor repone su energía. Con el dedo índice y el pulgar, masajéese los músculos que se encuentran junto a la columna, formando pequeños círculos. Esto ayudará a que su *chi* fluya.

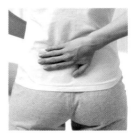

4 (*derecha*) Frótese las palmas para reavivar el calor y, a continuación, colóquelas, una encima de la otra, sobre el abdomen, justo por debajo del ombligo. Cubrirán otros dos puntos de digitopuntura: uno situado a una distancia de un par de dedos del hueso púbico, y el otro a tres dedos por debajo del ombligo. Masajear estos tres puntos abre las puertas de su energía corporal y restablece su fuerza.

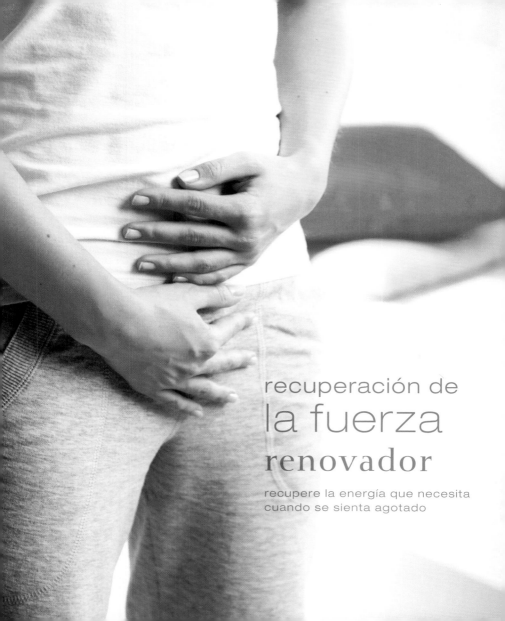

recuperación de
la fuerza
renovador

recupere la energía que necesita
cuando se sienta agotado

aumento de la energía reconfortante

elimine la sensación de enfado

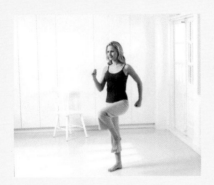
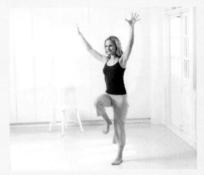

1 Siempre que se sienta irritado por algo que no está en su mano cambiar, elimine esa sensación caminando por donde esté, como si se estuviese alejando del problema. Balancee los brazos con los codos flexionados, moviendo con fuerza los puños. Camine con brío, levantando las rodillas y bajando los talones en cada paso.

2 Continúe caminando en el lugar en el que se encuentre. Mueva los hombros en círculo para liberar la tensión acumulada en ellos y, a continuación, lance los brazos hacia arriba al ritmo de sus pisadas, abriendo los dedos de la mano cuando lleguen a la parte más alta del movimiento. Bájelos a la altura de los hombros y vuélvalos a lanzar hacia arriba.

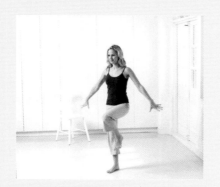
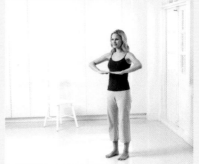

3 Continúe caminando. Cuando baje los brazos a la altura de los hombros, continúe el movimiento hasta que los dedos de las manos estén apuntando hacia el suelo. Vuelva a abrirlos y agite las manos, como si arrojara algo. Visualice cómo arrojan su irritación.

4 Disminuya el ritmo, de forma gradual y deténgase con las manos a los lados. Respire lentamente unas cuantas veces, llevando el aire a la parte inferior de sus pulmones. Cuando inspire, levante lentamente las manos delante de usted, con las palmas mirando hacia abajo y los codos hacia los lados. Bájelas lentamente al espirar.

1 Póngase a gatas, con las manos por debajo de los hombros y las rodillas por debajo de las caderas. Hunda ligeramente la cintura en dirección al suelo, al tiempo que mira hacia arriba, sin dejar que su cabeza se incline hacia atrás, y levante la espalda y gire los hombros, dejando que su cabeza caiga hacia delante.

2 Vuelva a una posición central con la columna recta y el cuello en esta línea natural de forma que usted mire el suelo. La siguiente vez que espire, contraiga los músculos abdominales a fin de mantener el equilibrio y evitar tensión en la columna.

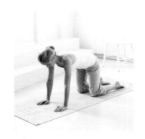

3 (*derecha*) Inspire. En la siguiente espiración, levante el brazo izquierdo y extiéndalo hacia el frente, de forma que quede paralelo al suelo. Gire la cabeza para dirigir la mirada al brazo levantado y, a la vez, levante la pierna derecha y estírela hacia atrás todo lo que pueda. Mantenga los músculos del abdomen contraídos para poder mantener esta postura sin temblar.

4 Inspire y vuelva a la posición central. Espire y levante el brazo derecho y la pierna izquierda, girándose de forma que dirija su mirada al brazo derecho, pero sin cambiar de postura ni perder el equilibrio; el objetivo principal es crear un ritmo constante. Continúe alternando entre los brazos y las piernas con un movimiento fluido y coordinado con la respiración.

concentración
mental
reequilibrante

practique esta marcha cruzada para equilibrar el cuerpo y la mente

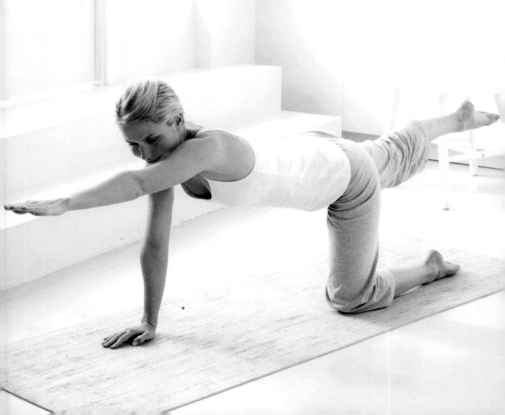

desaparición de
la ansiedad
tranquilizante

céntrese de forma rápida y eficaz cuando esté preocupado

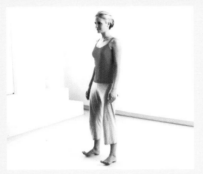
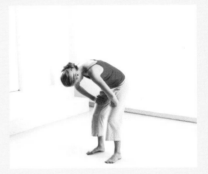

1 Este ejercicio requiere que aguante la respiración, por lo que no deberá practicarlo si tiene la tensión alta. Póngase de pie con los pies separados a una distancia similar a la anchura de sus caderas, retroceda y avance, y colóquese en una posición central. Su peso deberá estar sólidamente apoyado sobre las caderas, los muslos, las pantorrillas, los tobillos y los pies.

2 Flexione las rodillas e inclínese hacia delante, soportando el peso del tronco con las manos sobre los muslos. Encorve la parte baja de la espalda y curve la columna formando un ligero arco. A diferencia de muchos de los ejercicios, éste no requiere mantener la espalda recta, por lo que deberá procurar inclinarse hacia delante sin enderezar la columna.

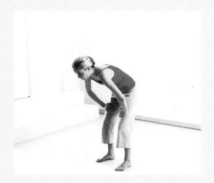 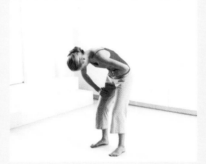

3 Respire profundamente unas cuantas veces, soplando al espirar la última inspiración y, a continuación, aguante la respiración y meta el estómago, como si intentara llevarse el ombligo hacia la columna. Concéntrese en el centro de su cuerpo. Mire hacia arriba y contraiga todos los músculos centrales que se encuentran por debajo del ombligo.

4 Antes de volver a inspirar, relaje los músculos y, a continuación, espire y vuelva a contraerlos. Póngase la mano sobre el estómago, por encima del centro de su cuerpo, que se encuentra a una distancia de tres dedos por debajo del ombligo. Repita el ejercicio dos o tres veces, intentando centrarse en sus recursos internos.

101

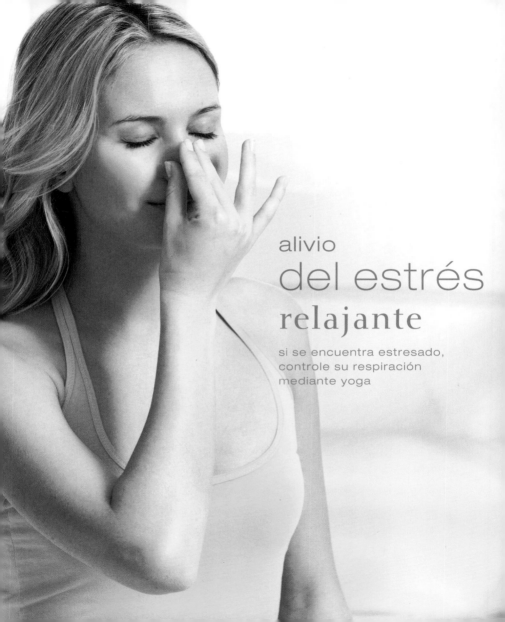

alivio
del estrés
relajante

si se encuentra estresado,
controle su respiración
mediante yoga

1 Siéntese cómodamente, con la espalda apoyada y los pies extendidos sobre el suelo. Repose la mano izquierda sobre su regazo (o la derecha, si es zurdo). Tómese unos minutos de descanso si ha tenido un día ajetreado o ha tenido que afrontar una situación estresante. Su ritmo respiratorio deberá ser normal y constante.

2 Cierre los ojos y ponga sobre la parte superior de la nariz los dedos índice y corazón de la mano derecha, de forma que apunten a la frente. Practique el ejercicio alternando entre taparse el orificio nasal derecho con el pulgar y el orificio izquierdo con el dedo anular, hasta que el movimiento le resulte fácil.

3 (*izquierda*) Tápese el orificio nasal derecho con el pulgar y expulse el aire a un ritmo constante por el izquierdo, hasta contar hasta cuatro. Inspire por el izquierdo contando hasta cuatro. Mantenga este ritmo a lo largo del ejercicio completo; ha de ser un ritmo pausado pero no demasiado lento.

4 Destápese el orificio nasal derecho y tápese el izquierdo con el dedo anular. Espire hasta contar hasta cuatro e inspire, realizando el mismo cómputo, y continúe a este ritmo. Puede que sienta que un orificio está más despejado que el otro, lo que es normal, sin embargo, si parece realmente bloqueado, no intente forzarlo.

1 Siéntese en un lugar tranquilo y tómese su tiempo para relajarse. Coloque la membrana interdigital situada entre el pulgar y el índice de la mano izquierda sobre la de la derecha y apriete las manos de forma que el dedo índice de la mano derecha se extienda en dirección a la muñeca de su mano izquierda.

2 Encuentre el punto que el índice alcanza sobre el hueso por debajo del lado del pulgar. Deberá sentir una ligera oquedad natural. Presiónela con la punta del dedo y mantenga la presión durante varios segundos. De acuerdo con la medicina china, se trata de un punto de *shiatsu* que puede ayudar a liberar emociones.

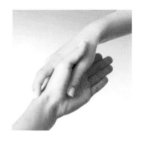

3 (*derecha*) Para activar un punto diferente de *shiatsu*, busque un lugar en la base del pulgar izquierdo, a una distancia de dos dedos de la muñeca. Presiónelo con fuerza con el pulgar derecho y, a continuación, masajee la zona, formando pequeños círculos con el pulgar.

4 Repita los pasos del 1 al 3 sobre la otra mano. De acuerdo con la medicina japonesa y china, estos dos puntos ayudan a liberar tanto el bloqueo físico como el emocional. Masajearlos permite que la energía bloqueada fluya, liberando así sus emociones.

liberación de
emociones
reequilibrante

libere las emociones contenidas mediante *shiatsu*

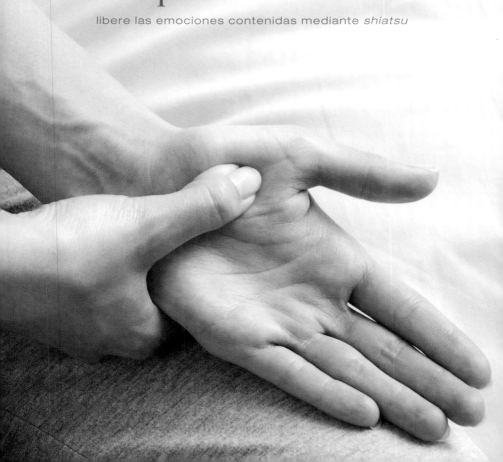

relajación de
tensiones
relajante

estírese para liberar la energía bloqueada

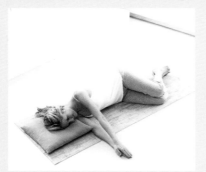 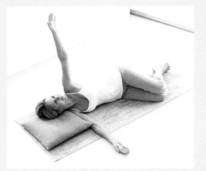

1 Túmbese sobre el costado derecho con las rodillas flexionadas, los pies en línea con la columna y con una almohada debajo de la cabeza para mantener la columna alineada. Una las manos sobre el suelo delante de usted. Para mantener la pelvis perpendicular al suelo, intente alejar la cadera izquierda de las costillas, acercándola a los pies.

2 Sin mover las caderas, levante al máximo la mano izquierda y llévela hacia la izquierda todo lo que pueda, dejando que los hombros y la parte superior del cuerpo sigan su movimiento. No fuerce el hombro izquierdo contra el suelo; permita simplemente que el pecho se abra sin forzar la columna. Vuelva a la posición inicial y repita el ejercicio dos veces.

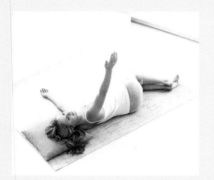 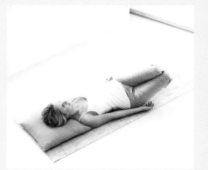

3 Túmbese sobre el costado izquierdo. Con cuidado, ajuste su postura, alineando la columna con los pies e intentando aproximar los pies a la parte superior de la cadera. Contraiga los músculos del abdomen y repita el ejercicio sobre el lado derecho. Tenga en cuenta que el objetivo consiste en mover el torso sin mover las caderas.

4 Túmbese de espaldas, con las rodillas flexionadas, los pies en el suelo y los brazos a los lados. Mueva sólo las rodillas hacia el lado derecho y, a continuación, hacia el izquierdo, sin ejercer fuerza contra el suelo, manteniendo esta vez los hombros planos sobre el suelo para abrir la región baja de la espalda. Repita el ejercicio dos veces hacia cada lado.

RELAJACIÓN DE TENSIONES

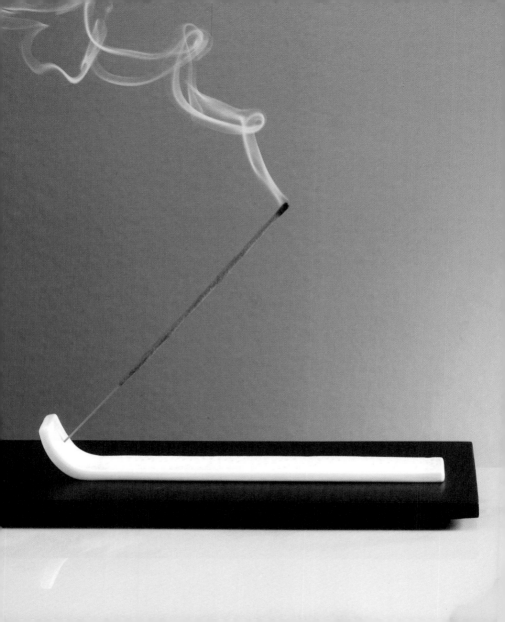

en compañía

Ya sea para aumentar los efectos vigorizantes de los estiramientos o para aprovechar la energía positiva de su pareja o de una simple amistad, a menudo dos funcionan mejor que uno. Los ejercicios de este capítulo les ayudarán a sintonizar las energías de ambos para aumentar y reafirmar el vínculo especial que les une.

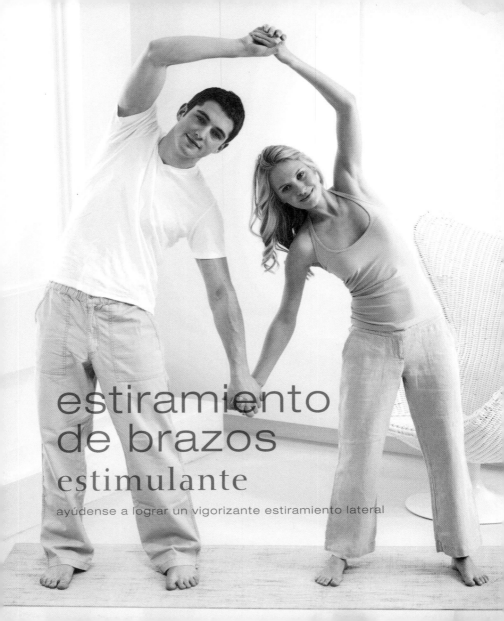

estiramiento
de brazos
estimulante

ayúdense a lograr un vigorizante estiramiento lateral

1 Durante este ejercicio, ambos deberán realizar lo mismo y al mismo tiempo. Pónganse uno al lado del otro, a una distancia equivalente a la longitud de un brazo, mirando hacia el mismo sitio. Apoyen los pies con fuerza sobre el suelo, separados a una distancia similar a la anchura de los hombros. Asegúrense de que la espalda no está encorvada ni arqueada. Suban los hombros y relájenlos.

2 Alcen las palmas de la mano y únanlas con las del compañero. Levanten la parte exterior del brazo, con la palma mirando hacia su compañero, y sientan cómo la energía recorre la columna, el brazo y las puntas de los dedos de las manos. Comiencen a mover el brazo hacia fuera, permitiendo que el resto del cuerpo lo siga, de forma que su compañero y usted se alejen entre sí.

3 Giren el tronco hacia los lados sin inclinarse hacia delante, como si estuviesen de pie entre dos láminas de cristal, sin permitir que el espacio entre las caderas y las costillas se pliegue. Mantengan esta posición durante dos respiraciones y, a continuación, vuelvan a la posición vertical. Cuando espiren, muevan lentamente el brazo por encima de la cabeza e inclínense hacia su compañero.

4 (*izquierda*) Estiren lentamente la parte exterior del brazo en dirección a su compañero, hasta que sean capaces de unir las manos, si les es posible. Si este ejercicio provoca molestias en la espalda de uno de ustedes, extiendan los dedos de las manos hacia el compañero, sin tocarse. Mantengan el estiramiento durante unas cuantas respiraciones y repítanlo hacia el otro lado.

ESTIRAMIENTO DE BRAZOS

apertura del pecho
tonificante

abran el tórax y las caderas con estas posturas de yoga

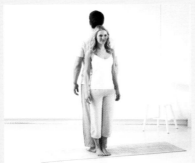

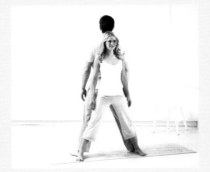

1 Quítense zapatos y calcetines y pónganse de pie espalda contra espalda sobre una superficie que no resbale. Ejerzan fuerza con la espalda contra la del compañero, siempre que lo permita la diferencia entre sus alturas. Cada movimiento deberá ser sincronizado, de modo que deben intentar moverse como si fueran uno. Si desean detenerse, avisen al compañero.

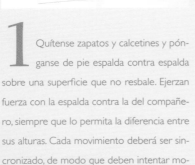

2 Separen los pies a una distancia de un metro aproximadamente, o todo lo que puedan sin perder el equilibrio. Si lo desean, pueden agarrarse a las manos de su compañero para equilibrarse. Su compañero deberá moverse hacia la izquierda mientras usted se mueve a la derecha. Intenten ser conscientes de las limitaciones del otro, una buena manera de sintonizar entre sí.

112

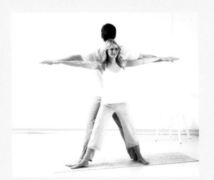 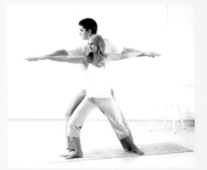

3 Gire hacia fuera el pie derecho de forma que los dedos de los pies apunten hacia un lado; mientras, su compañero deberá girar el pie izquierdo para que quede paralelo al suyo. Gire el otro pie ligeramente hacia dentro. Las caderas y el resto del cuerpo deberán mirar hacia delante durante todo el ejercicio. Extienda los brazos lateralmente, a la altura de los hombros.

4 Flexione la rodilla derecha, de forma que no quede más adelantada que los dedos de los pies, mientras su compañero hace lo propio con la rodilla izquierda, de espaldas a usted. Mantengan la columna recta y procuren que su compañero se sienta cómodo, aguantando esta postura durante unas cuantas respiraciones. Repitan el ejercicio sobre el otro lado.

113

1 Sitúense de pie, separados, con una distancia entre los pies equivalente a la anchura de sus caderas, y den un paso adelante con el pie izquierdo. Levanten la mano derecha a la altura de los hombros y a una distancia de dos palmos, con la palma mirando hacia delante. Flexionen la rodilla izquierda ligeramente y hagan que el peso de su cuerpo recaiga sobre el pie izquierdo.

2 Inspiren y vuelvan a hacer que el peso recaiga sobre el pie derecho, subiendo al mismo tiempo los dedos del pie izquierdo. Coloquen el brazo derecho a una distancia de dos palmos por delante de los hombros. Inspiren al moverse hacia atrás y espiren al avanzar. Repitan el ejercicio cinco veces.

3 Pónganse uno enfrente del otro e imaginen una línea en el suelo situada entre ustedes. Den un paso adelante en dirección a dicha línea, de forma que los dedos del pie izquierdo de su compañero entren en contacto con la línea al otro lado. Unan las palmas derechas entre sí: imaginen que pueden sostener una hoja de papel entre las palmas sin arrugarla ni dejarla caer.

4 (*derecha y página siguiente*) Muévase lentamente hacia delante mientras su compañero se mueve hacia atrás. Respiren al ritmo del movimiento, uno deberá espirar mientras el otro inspira. Flexionen la rodilla sin que sobresalga de los dedos de los pies. Repitan el ejercicio con la otra mano.

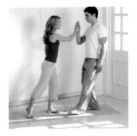

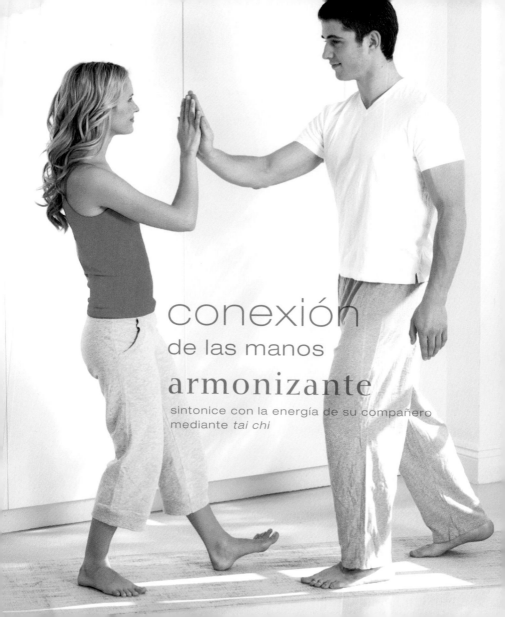

conexión
de las manos

armonizante

sintonice con la energía de su compañero
mediante *tai chi*

1 Pida a su compañero que se tumbe boca abajo sobre una superficie firme. Podrá apoyar la frente en un cojín o sobre los brazos cruzados. Para este masaje, no es necesario quitarse la ropa, ya que todos los movimientos son estáticos. Póngase de rodillas junto a su compañero.

2 Coloque la parte inferior de las palmas de las manos a cada lado de la columna de su compañero, comenzando cerca de la base, y presione los músculos, evitando la columna. Repita el movimiento, dirigiéndose hacia los hombros y hacia fuera a lo largo de la espalda.

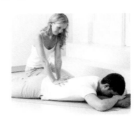

3 (*derecha*) Agarre los hombros de su compañero con los dedos de las manos delante y los pulgares detrás. Con las yemas de los pulgares, presione los músculos formando círculos; deberá sentir cómo se mueve el músculo por encima del hueso sin que se muevan los dedos por encima de la piel. Masajee el contorno de los omóplatos y los músculos del cuello.

4 Masajee con las manos los músculos de los hombros de su compañero, utilizando las yemas de los dedos de las manos en lugar de las puntas. Comience desde el cuello hacia fuera y continúe bajando hasta la parte superior de los brazos. Pregunte a su compañero si siente algún tipo de incomodidad o si siente cosquillas.

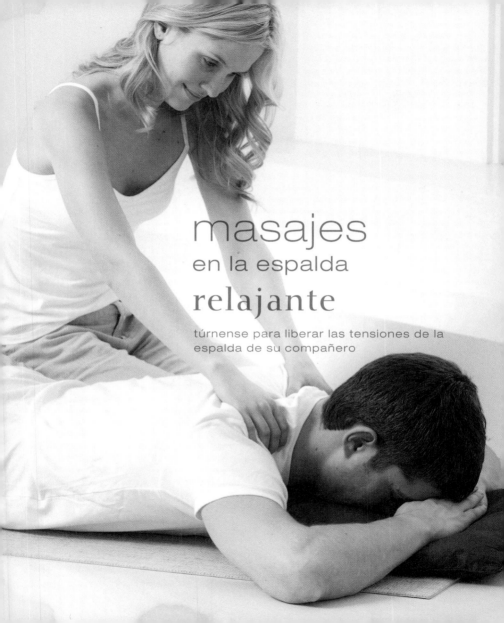

masajes
en la espalda
relajante

túrnense para liberar las tensiones de la
espalda de su compañero

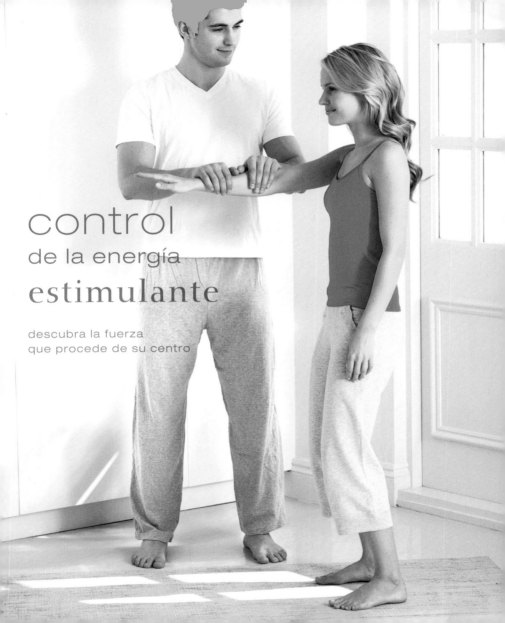

control
de la energía
estimulante

descubra la fuerza
que procede de su centro

1

Póngase con los pies separados a una distancia que le resulte cómoda, asegurándose de tener las rodillas relajadas, ni flexionadas ni rígidas. Balancéese hacia atrás y hacia delante un par de veces y encuentre un punto central en el que no esté inclinado hacia delante ni hacia atrás. La espalda deberá estar recta pero no rígida, y los hombros, relajados.

2

Cierre los ojos y reduzca de forma natural el ritmo de su respiración. Imagínese llevando el aire a un punto que se encuentra a una distancia de la anchura de tres dedos por debajo del ombligo (su *hara*), el cual constituye el centro de energía del cuerpo. Cruce las manos por encima de este punto e intente concentrarse en sí mismo (su compañero no deberá realizar lo mismo todavía).

3

(*izquierda*) Extienda el brazo derecho y pida a su compañero que intente empujarlo hacia arriba y hacia abajo, ya sea presionando la mano hacia abajo o intentando doblar su codo. Intente no mover el brazo, pero sin oponer resistencia muscular. Deje que el brazo se sienta cómodo y permanezca concentrado en su *hara*, la fuente inquebrantable de su fuerza interna.

4

Fije su mirada en un objeto distante y visualice cómo la energía fluye desde su *hara*, recorriendo la longitud del brazo y rellenándolo como si se tratase de una manguera que se llena de agua. Imagine que de su mano emana un torrente de energía. Es probable que su compañero no pueda mover el brazo. A continuación, intercambie las posiciones con su compañero.

masajes en los pies
estimulante

recupere su energía mediante reflexología

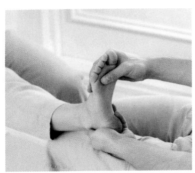 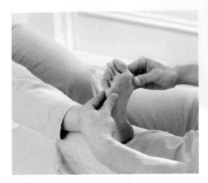

1 Apoye el pie derecho de su compañero en su rodilla izquierda y sujételo con la mano izquierda. Ejerciendo una presión firme pero suave, gire el tobillo en ambas direcciones y levante y gire los dedos de los pies. Con ambas manos, masajee la planta del pie de su compañero con pequeños movimientos circulares. Su compañero deberá decirle si siente algún tipo de molestia.

2 Deslice los pulgares hacia fuera por la planta del pie y el talón. Recorra una pequeña distancia por el pie en dirección ascendente, repita el ejercicio y continúe, esto deberá provocar una sensación de apertura por toda la planta. Aproxime sus pulgares al centro de la planta, justo por debajo de su parte anterior, y masajee con fuerza.

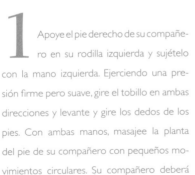

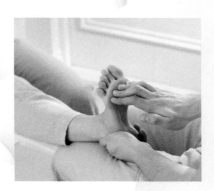

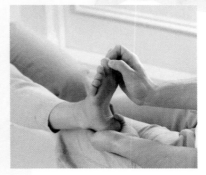

3 Recorra con los dedos de las manos toda la planta y la parte inferior del talón, como si se tratara de una oruga. Para hacerlo, presione con los cuatro dedos, todos excepto el pulgar, flexionados a la altura de la primera articulación. Deslícelos recorriendo una distancia corta y vuelva a ejercer presión. Dele la vuelta al pie para realizar lo mismo en el empeine.

4 Masajee la yema del pulgar, presionando con fuerza el centro con la punta de su pulgar durante 5 segundos y haga lo mismo en la parte superior del dedo, por encima de la uña. Masajee con fuerza hacia los lados, desde el tobillo hasta los dedos de los pies, y sujete brevemente el pie con ambas manos. Repita los pasos del 1 al 4 en el pie izquierdo de su compañero.

1 Los masajes en la cabeza son más relajantes si se los hace otra persona, además de evitarse así el riesgo de aumentar la tensión en sus propios hombros. Póngase de pie detrás de su compañero, quien deberá estar sentado. Viértase unas cuantas gotas de aceite de almendras en las manos y fróteselas. Frote con brío la cabeza de su compañero con las puntas de los dedos de las manos.

2 Póngase de pie junto a su compañero e imagine una línea que recorra el espacio entre su nariz y la cabeza. Presione con fuerza esta línea con las puntas de dos dedos, comenzando entre las cejas, y ejerciendo presión contra el hueso. Aumente la presión y continúe hasta la parte posterior de la cabeza.

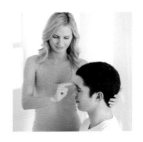

3 (*derecha*) Colóquese detrás de su compañero e imagine unas líneas que recorran la distancia entre cada sien y la parte posterior de la cabeza de su compañero y la distancia en diagonal entre cada oreja y los hombros. Masajéelas con las puntas de los dedos hacia arriba y hacia abajo ejerciendo presión. Masajee, en círculos, con las yemas de los dedos, el cuero cabelludo.

4 Coloque las palmas sobre la parte posterior de la cabeza de su compañero, con los dedos apuntando hacia arriba. Presione hacia arriba sin tirar del cabello, moviendo el cuero cabelludo para liberar tensiones. Levante y mueva las manos para repetir el masaje por el nacimiento del cabello.

122

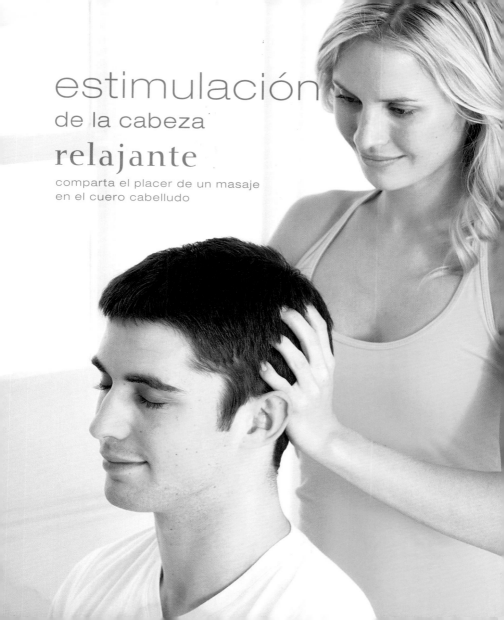

estimulación
de la cabeza
relajante
comparta el placer de un masaje
en el cuero cabelludo

secuencias diarias

Si está buscando una rutina de ejercicios que potencien su energía y dispone de poco tiempo, utilice estos menús para reanimarse o concentrase, refrescarse o simplemente lograr un aumento de energía. Puede probar en cualquier lugar que le resulte adecuado.

reanimación de media hora	recuperación de la concentración en media hora	aumento de la vitalidad en media hora
38 domingo por la mañana	40 antes de una reunión	92 aumento de la vitalidad
56 en un avión	102 alivio del estrés	60 en el parque
68 estimulación ocular	98 concentración mental	40 antes de una reunión
50 en la cocina	96 aumento de la energía	76 estimulación de las piernas
64 relajación del cuero cabelludo	90 regeneración de la mente	52 en el escritorio
70 relajación de la garganta	94 recuperación de la fuerza	30 estimulación por la tarde

índice

agradecimientos

agradecimientos del autor

A Janet Wright le gustaría mostrar su agradecimiento a todos aquellos que le han enseñado, durante muchos años, las técnicas que se incluyen en este libro. Quisiera dar las gracias también a Grace Cheetham, creadora y supervisora del proyecto completo; a Katey Mackenzie, una fantástica editora; y al equipo de la sesión fotográfica (Jantje, Jules, Tinks, Adam, Tess y Joe), cuyo trabajo ha dado vida a este libro de una forma maravillosa. Ha sido un verdadero placer trabajar con todos vosotros.

agradecimientos del editor

A Duncan Baird Publishers le gustaría mostrar su agradecimiento a los modelos Tess Montgomery y Joe Griffith, a la peluquera y maquilladora Tinks Reding, al fotógrafo Jules Selmes, y a su ayudante, Adam Giles.